让宝宝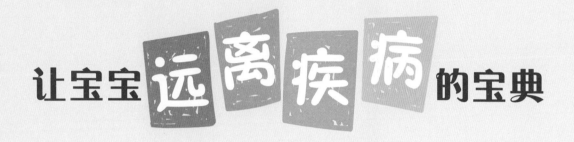的宝典

乐妈咪孕育团队 编著

U0336604

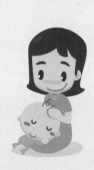

江西科学技术出版社

图书在版编目（CIP）数据

让宝宝远离疾病的宝典 / 乐妈咪孕育团队编著. --
南昌：江西科学技术出版社，2017.11
　　ISBN 978-7-5390-6078-1

Ⅰ. ①让… Ⅱ. ①乐… Ⅲ. ①小儿疾病－防治 Ⅳ.
①R72

中国版本图书馆CIP数据核字(2017)第239636号

让宝宝远离疾病的宝典

RANG BAOBAO YUANLI JIBING DE BAODIAN　　　　　　　乐妈咪孕育团队 编著

摄影摄像	深圳市金版文化发展股份有限公司
选题策划	深圳市金版文化发展股份有限公司
封面设计	深圳市金版文化发展股份有限公司
出　　版	江西科学技术出版社
社　　址	南昌市蓼洲街2号附1号
	邮编：330009　电话：（0791）86623491　86639342（传真）
发　　行	全国新华书店
印　　刷	深圳市雅佳图印刷有限公司
开　　本	889mm×635mm　1/24
字　　数	130 千字
印　　张	7.5
版　　次	2018年1月第1版　2018年1月第1次印刷
书　　号	ISBN 978-7-5390-6078-1
定　　价	29.80元

赣版权登字：03-2017-349

序

　　随着宝宝的到来，夫妻的二人世界就宣告结束了。小宝贝变成了家庭的核心，全家人的注意力竟不约而同地集中在他的身上。看着怀胎十月分娩出的宝宝一天天健康长大，爸爸妈妈的心里一定非常欣慰，甚至会禁不住感叹生命的奇迹，宝宝竟然从受精卵那样的小不点长大成了小帅哥、小美女。

　　随着宝宝的成长，各种各样的养育问题就出现了。尤其是当宝宝长到一岁的时候，爸爸妈妈不仅关心孩子的身体发育情况，而且准备开始早期教育了，因为每个父母都不希望自己的孩子输在起跑线上。宝宝出生后的第一年，最需要的是在营养和护理上的帮助。而到了宝宝1～2岁成长期时，父母更关心孩子的教养问题，这些问题一般具有不同月龄、年龄而有个体差异的特点。

　　怎样才能养成一个健康又聪明的宝宝呢？这是每位父母的美好心愿，但不是每个人照顾宝宝时都有时间到处询问别人的意见，况且有的"经验之谈"也不一定是正确的。不用感到茫然，看看这本书，你会有很多新发现。

目录
Contents

Part 1
宝宝的发育

Part 2
宝宝的不适症状

Part 3
宝宝的元气饮食

Part 4
养育聪明宝宝的教养原则

Part 5
聪明宝宝养育小秘笈

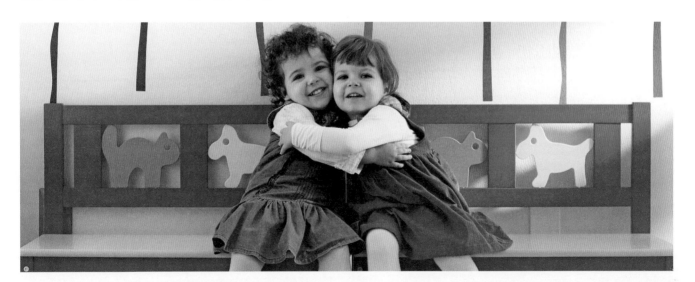

Part 1
宝宝的发育

　　宝宝出生一个月后，会随着时间逐渐成长，许多爸妈常常担心自家宝贝的发育情况是否过于缓慢，针对这个情形，本单元特别介绍了出生一个月至十二个月、一岁以及两岁宝宝的发育情况，让爸妈们可以根据本单元内容观察及对照家中宝贝的成长情形。

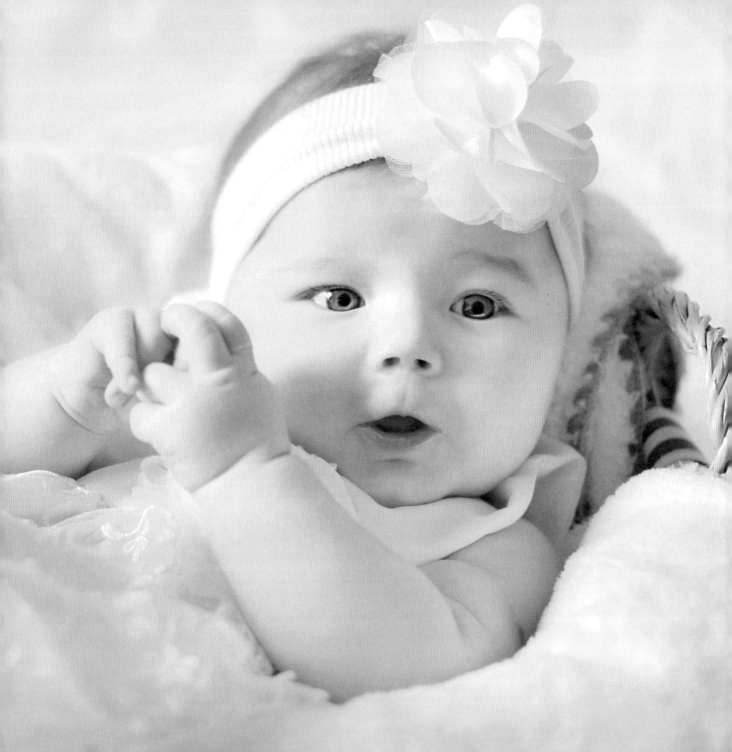

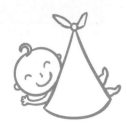

0至1个月宝宝的发育

离乳后期，宝宝可以根据早、午、晚餐三次来喂食离乳食，所以，一定要有以能摄取各种营养为目标的食谱。

0至1个月宝宝的成长与发育

新生儿体温在36.5～37.5℃之间，由于无法自行调节体温，所以对外部温度非常敏感。心脏每分钟跳动120～180次，每分钟呼吸30～40次，次数远高于成人。新生儿以腹式呼吸为主，因此可以看到呼收时腹部的起伏。新生儿的身体特征，体重平均为3～3.4千克，身高平均为50厘米，头围大于胸围，身长为头部长度的4倍。身体呈圆筒形，略显瘦弱，手足非常细，皮肤呈玫瑰红。

新生儿需要长时间睡眠

新生儿不分昼夜地睡觉，平均每天睡18～20小时。通常每2～3小时就会醒来一次，喂完奶换完尿布后就会继续睡。这个时候，应该为新生儿创造安静的睡眠环境，让宝宝舒适地睡觉，并且不宜穿厚衣服或盖厚被子。

脐带会自行脱落

新生儿的脐带会在出生后7～10天自行脱落。在脐带脱落之前，必须严防细菌感染，因此脐带部位要保持干燥和清洁。在脐带脱落之前，不可以进行全身沐浴，脐带脱落后的一段时间内也要格外注意，小心细菌感染。洗澡后，必须用酒精对肚脐部位消毒，擦拭干净后保持干燥。

体重降低是正常的

新生儿早期体重会降低。这是因为新生儿出生后浮肿消失，加上尚不熟悉吸吮动作，进食量不足，但排泄量却增加的缘故。如果哺乳正常，在出生7～10天后，新生儿就会恢复到出生时的体重。

反射行为

新生儿的行为大多是原始反射。原始反射是指因受外部刺激反射性实施的行为，而不是按照自己的意愿采取的行为。饥饿时舔嘴唇或寻找乳头、紧握妈妈的手或活动脚趾，这些都是反射行为。这种反射行为随着大脑发育到可以灵活控制身体时就会逐渐消失。

黄疸症状

新生儿出生后2～3天后会开始出现黄疸症状，这时皮肤呈浅黄色。这是因为肝功能尚未成熟，体内名为胆红素的胆汁色素未能排到体外，堆积在血液中的缘故。新生儿黄疸不会对小便或大便颜色产生任何影响，通常2周左右就会自行消退。如果黄疸持续一个月以上，就应到医院接受诊断。

注意保护囟门

宝宝出生时头顶有两块没有骨质的"天窗"，医学上称之为"囟门"。囟门可以分为前囟门和后囟门。囟门的表面是头皮，下面是脑膜、大脑和脑髓液。因为脑髓椎压力随着心脏搏动、血压的变化而变化，所以囟门才会微微搏动。

后囟一般在出生后3个月内闭合，前囟大约在出生后1~1岁半时闭合。在囟门闭合前，要避免受到碰撞或刺激，以防止大脑遭受损伤。另外，要保持囟门的清洁，可以轻轻地用棉布清洗，但不能用手指抓挠，而且水温要适宜。

宝宝的体能、神经发育情况

"哭"可能是目前宝宝与外界交流的第一"语言"。冷了、热了、饱了、饿了、尿布湿了，他们都会用哭声来表达。所以，新手爸妈不能一听见宝宝哭就感到烦，而是要立即找原因，宝宝舒服了，自然就会乖乖的。

不要以为刚出生的宝宝除了吃、排泄，然后就是睡，多多观察，和他们交流，你就会有很多意外的发现。例如，当你把手指放在他们掌心时，他们会紧紧捏紧；轻触他们的足底，他们的脚趾会向下弯曲；甚至当你让宝宝双脚着地时，他会做出抬腿走路的动作。当然，这只是一种无意识的动作。用手指轻触宝宝的脸颊，或把东西放进宝宝嘴里，他们就会做出吸吮和吞咽的动作，这是宝宝最原始的本能反应，所以，爸妈最好尽早让宝宝食用母乳，这样有助于双方尽快适应哺乳的方式。

Tips

产妇应经常给宝宝哺乳，促进母乳分泌

怀孕第7个月时，产妇的乳房就会开始分泌初乳，初乳较黏稠，颜色呈深黄色。母乳本身非常容易吸收，而且还能促进吸收食物营养所需的肠内细菌的繁殖。若认为分娩后乳汁就会源源不断，那就大错特错了。

乳汁的分泌情况因人而异，有些产妇先天乳汁不足，也有些人因为错过时机导致乳汁干涸。如果分娩早期因为乳汁分泌不足而放弃哺乳，会为之后的母乳喂养带来重重困难。即使是在医院，也要频繁地去哺乳室给宝宝哺乳，不顺利时可以使用挤乳器挤奶。有些产妇起初乳汁不多，但只要坚持给宝宝哺乳，最后一定会成功。哺乳后，应把宝宝立抱在怀里，用手轻轻拍打其背部，促使宝宝打嗝。

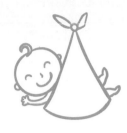

1至2个月宝宝的发育

在这个时期，婴儿会变得愈来愈可爱，但是妈妈要承受夜间喂母乳或换尿布的痛苦，由于过度疲劳和睡眠不足，妈妈要特别注意健康。

适宜的穿着

过去，人们习惯于将宝宝包得紧紧地，而现在则提倡让宝宝在成长过程中尽量保持清爽。父母要根据季节和室内温度的变化，帮宝宝穿适宜的衣服，在室内尽量不要给宝宝穿厚重的衣服。穿上薄衣服，宝宝的皮肤可以接触到空气，这样就能培养宝宝自行调节体温的能力，还可以有效地预防感冒。应该经常将手放到宝宝的背上，如果感觉宝宝背部已经被汗水浸湿，就应立即更换衣服。

养成规律的睡眠

新生儿不分昼夜，70%的时间都在睡觉，但是在出生1个月后，宝宝的睡眠时间就会逐渐减少。在这个时期，宝宝能感受到外部的刺激，因此要增加宝宝醒着的时间，而且培养晚上跟妈妈一起熟睡的习惯。

宝宝1个月时，视线能跟随物体移动，对于日常生活中的多种声音也有了反应。听到门关闭的声响后，宝宝会被吓哭；听到清脆的铃声，宝宝的头就会转向声音发出的方向。

沐浴后的按摩与宝宝体操

沐浴后或是换尿布时，可以对宝宝进行轻微地按摩。按摩时妈妈手直接接触宝宝的皮肤，宝宝可以感受到妈妈手的移动，以刺激循环器官和免疫系统，有促进血液循环的作用。

宝宝出生一个月后须接受健康检查。这样一来，可以了解宝宝是否健康成长和有无先天性的异常。检查前，可以预先归纳这一个月以来遇见的问题或出现的异常情况，拜访医生时就可详细地咨询。

宝宝外出的时机

一般来说，出生1个月后进行健康检查后，就可以带婴儿到户外吸收新鲜的空气。户外的空气能锻炼婴儿的肺部，还能改善情绪，但是第一次接触到外部空气时，容易刺激婴儿，因此到户外散步之前，必须先做一些热身运动。在天气晴朗、没有刮风的时候，就能打开婴儿房的窗户，让婴儿接触阳光和外面的空气。

第2个月开始，在没有刮风、阳光明媚的时候，带婴儿到公园或小区慢慢地散步。在外出前，应该准备好尿布、配方奶、温水等婴儿用品。另外，为了便于活动手脚，衣服不要穿得太厚重。

不要忽略了宝宝的情绪

宝宝对外界的刺激很敏感，如果宝宝被惊醒了或者尿布湿了，他们就会向爸妈表达自己的不满情绪。当然，这时候的他们除了哭，没有更好的表达方式了。所以，当宝宝哭的时候，先看看尿布是不是湿了，如果换好尿布后，宝宝还是哭闹不止的话，他可能是饿了。

采用喂母乳的宝宝，在喝几分钟的乳汁后，等到饥饿感消失了，就不想再吃了，但事实上他们却并没有吃饱。这时最好不要强迫喂宝宝母乳，因为这可能会导致宝宝把之前吸入的乳汁都吐出来。过几分钟后，宝宝可能又会哭闹，这时再次喂奶，他们就会乖乖地吃了。如果采用喂牛奶方式的话，奶嘴不通，宝宝会因为不能顺畅吸奶而哭。

所以，爸妈们除了重视宝宝的身体发育外，还应该多关心宝宝的情绪，多和他们交流，让宝宝的需求获得满足。

宝宝的哭泣

婴儿刚开始是因为疼痛或饥饿等生理因素才哭泣，但是在更大以后，哭泣的方式就与过去有所不同。有"撒娇的哭泣""不高兴的哭泣"，目的是要使父母或者保育者根据当时婴儿的表达予以回应。婴儿会根据照顾者的响应，或者哭得更加厉害，或者停止哭泣，破涕为笑。最后，照顾者再根据婴儿的反应，调整对婴儿的态度。

所以，照顾宝宝是一种双向交流，培养彼此之间的默契，即"共同的创造活动"。同样的方法，在不同孩子身上会有个体差异，父母的接受度也会有所不同。这种彼此的互动就是养育小宝宝的基础工程。

让宝宝接受空气浴和日光浴

接触外面新鲜空气，可以提高宝宝的皮肤对外界的适应能力。空气浴应当在阳光和煦的时候进行。先打开窗户，呼吸外面的空气，这样适应2~3天之后，就可以抱着宝宝来到窗边间接地接受阳光的照射。一开始，空气浴的时间可为5分钟左右，2~3个月后再增加到15~30分钟。

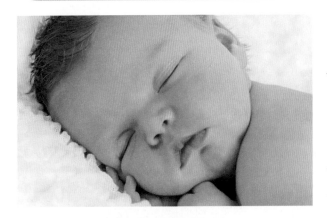

⊕ **刚出生的宝宝有很长时间都在睡觉。**

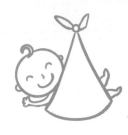

2至3个月宝宝的发育

在这个时期，手脚活动更加自由，而且脸部表情也变得比较丰富，如果逗宝宝，就会开心地发笑，而且还可以跟爸爸、妈妈交流。

2至3个月宝宝的成长与发育

宝宝一天天成长，食欲也渐渐旺盛，食量逐渐变大，但是因为运动量增多，所以体重成长并不明显。该阶段婴儿体重每月700~800克，因此看起来胖呼呼的，到3个月左右时，胸围将超过头围。这时婴儿的脖子也有了力量，俯卧时能抬起头。婴儿俯卧睡觉时，还能转动脖子。但是，这时的婴儿仍然不能完全支撑起脖子，所以抱的时候必须托住婴儿的脖子。

建立信任感的皮肤接触

此时宝宝清醒的时间变多，而且宝宝的眼睛可以和妈妈的眼睛对视。因此，妈妈应该增加与宝宝皮肤接触的频率，使宝宝在精神上产生稳定感。用温柔的声音与宝宝说话或把宝宝抱在怀里轻拍。

开始具备日夜之分

同时，宝宝白天清醒的时间越来越长，因为夜间哺乳的时间减少，有时候甚至能一觉睡到天亮。但是，如果白天睡眠时间过长或活动量较少，夜间就很难入睡，而且分不清白天和夜晚。因此，白天应

给宝宝进行空气浴或让宝宝尽情地玩耍，夜间睡觉前应给宝宝洗澡，以便建立一定的生活规律感。

感官发育

在此之前，婴儿的行为主要是条件反射，从这时起婴儿将开始有一些自主性的行为。手脚变得灵活，能朝运动的物体摆手。所有的感官都有进步，能够用眼睛追随运动的物体，可以抬起头看东西。听到大的声响时会大吃一惊，如果叫他的名字，还能把头转向声音发出的方向。

通过沐浴促进皮肤的发育

这个时候宝宝的新陈代谢开始非常活跃，因此必须每日洗澡。帮宝宝洗澡时，要注意清洗手和手腕间的褶皱处，平时也要用温热的湿毛巾经常擦拭。沐浴结束后，可以拉动宝宝的四肢做体操，这样有利于婴儿皮肤感官和运动神经的发育。

观察宝宝的粪便

当宝宝的身体出现异常或食物没有完全消化时，粪便一定也会发生变化。此时，粪便就是检验

宝宝健康状态的指标。发现宝宝的粪便掺杂着鲜血、呈白色、内有小颗粒，或者宝宝每天腹泻10次以上时，应当立即到医院检查。

增进宝宝感官敏感度

此时宝宝所有的感官都会进一步发育，因此可以在家布置颜色鲜艳的物品，以刺激他的视觉和听觉，并促进神经与大脑的发育。此时宝宝手部力量还很弱，但他习惯把手中的玩具等物放入嘴巴里，因此妈妈要格外注意卫生问题。

宝宝的日常护理

出生后的宝宝是很娇嫩的，需要爸妈的精心呵护。照顾宝宝的过程中一定要细心周到。了解宝宝的需要只是基础，而护理过程中对宝宝的身体健康、日常习惯等造成的影响则是十分深远的，所以爸妈们一定要特别地注意。

喝奶的方式

宝宝过了两个月以后，喝奶方式开始逐渐转变，会用舌头玩弄含在口中的乳头，或咬乳头，与之前的反射动作有很大的差异，而且吸到累得入睡的情况也会变少，吃饱之后，还会放开乳头玩耍。这时，不仅是乳头，他还会将手指放入口中吸吮。有的小孩是将大拇指放入口中，有的是吸吮其他的手指，方式不一，但都是放入口中津津有味地吸吮，或者一起玩弄放入口中的手指和舌头。

Tips

帮婴儿穿衣服之前必须检查的事项

1.新内衣必须事先清洗一次：如果是新内衣，在让婴儿穿上之前，事先要清洗一次。清洗时，不能使用清洁液或衣物柔软精，只能用清水清洗。

2.必须先拿掉吊牌或标示：一般都会用塑料别针或夹子固定吊牌；粘贴在衣领或缝合线的洗涤注意事项标示，其材质大部分采用化学纤维。为了防止婴儿受伤，这些都必须在穿衣服之前拿掉。

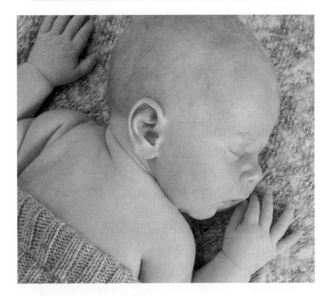

↑ 宝宝开始懂得日夜之分了。

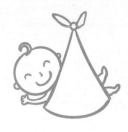

3至4个月宝宝的发育

出生3个月以后，宝宝的体重达到出生时的2倍左右。在这个时期，可以自由地控制颈部，因此，此时照顾宝宝较容易。

3至4个月宝宝的成长与发育

宝宝的体重增加到出生时的2倍，满4个月时，身高将增长约10厘米以上。不过这只是平均值，妈妈应该认真地观察宝宝的体重和身高是否不断地增长、是否有异常症状，是否吃得好玩得开心。体重每天增加20~30克。

表达情感

因为大脑和神经系统迅速发育，宝宝已经懂得表达自己的情感。高兴时自己玩得不亦乐乎，大人逗一逗就会开心地笑出声音来。这时的宝宝愈来愈关注周遭各种事物，有时还会长时间地盯着自己的手看，并握起小拳头摇摇晃晃，或握住拳头又松开，还会用舌头舔自己的拳头。

挺起脖子

此时最重要的发育就是开始能挺起脖子，这也是判断宝宝发育状况的重要指标之一。随着颈部的生长，身体的各部位也开始迅速发育。这时的宝宝能够灵活地转动头部，视野变得更加开阔，被抱在妈妈怀里时也能与妈妈的目光对视。这时给宝宝

洗澡和背宝宝也变得容易许多。竖着抱宝宝时，头部不再摇晃；托住两侧腋下举起宝宝时，颈部能挺直，表示颈部已经发育得很好。

响应宝宝的声音

到了这个时期，如果对着宝宝说话，宝宝会用声音做出回应，而且一边"咿咿呀呀"地发出声音，一边高兴地玩耍。宝宝不仅能发出更多的声音，而且音量也慢慢增大，听起来好像在说话一样，这时应当积极地响应宝宝的声音。

使用围兜

这个时候宝宝的消化液分泌增多，但吞咽反射功能还不健全，唾液自然就多了起来。因此，妈妈需要给宝宝带上围兜。选择围兜时，应选择吸水性佳的，并可以多准备几个，以便经常替换使用。围兜要用带子轻轻地系在脖子上，以防止宝宝动的时候脱落。

水痘的处理

水痘具有极强的传染性，身边若是有人患有水

痘，很容易传染给宝宝。如果宝宝身上、脸上和头上长了几个水泡，并遍及全身，极有可能是水痘，应当立即到医院险查。水痘的潜伏期为12～19周，发疹后会迅速遍及全身，水泡中有黄色的浓水，破裂后会结痂。结痂时非常痒，要避免宝宝用手抓抠，可以按照医生的处方涂抹软膏。

学习喂养宝宝

大部分的人都了解喂母乳的好处。喂母乳是宝宝健康、智力、情感建立最坚实的保障，尤其是分娩第2天至第5天的初乳中富含蛋白质和维生素A，以及大量的免疫球蛋白，对宝宝非常有益。但是，很多妈妈分娩后因为劳累疲倦，不能很快调整适应而忽略了喂初乳，造成宝宝抵抗力差、营养不良。

妈妈劳累疲倦，乳汁分泌不足，对于喂母乳也常得不到要领，于是很多人放弃母乳喂养。所以，学习正确的喂养宝宝的方法是很有必要的。

大部分初产妇都会出现乳汁分泌不足的情况，正确的做法是坚持刺激母乳分泌。宝宝不能吸吮出乳汁的时候，可以用挤乳器取乳，这样做可能会让新手妈妈很痛，但是为了宝宝的健康，一定要坚持。

出生3个月后要进行健康检查

一般来说，宝宝出生3个月后都会到医院的小儿科检查，但是只要没有特别的症状，也可以到诊所检查。在这个时期，为了接种卡介苗，还要进行结核菌素试验。如果是阴性，就应该跟医生讨论后决定是否接种预防疫苗。出生3个月后的健康检查，跟出生1个月的健康检查一样，要检查体重的增加量。另外，还要检查股关节的活动程度、颈部控制能力、听觉和视觉。另外，还应该确认宝宝智力的发育状态。

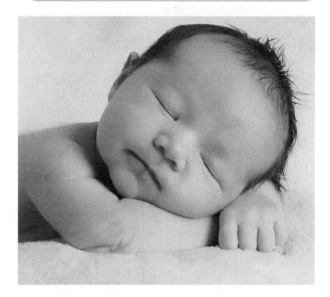

↑ 宝宝在这个阶段开始学会挺起脖子。

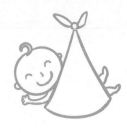

4至5个月宝宝的发育

这个时期宝宝已经可以完全自由地活动颈部，而且能灵活地活动手部，会伸手去抓喜欢的玩具。这个时期，最大的变化就是开始吃断乳食品。

4至5个月宝宝的成长与发育

宝宝满4个月时，90%左右可以挺起脖子，腰部也有了力量，把宝宝放到床上后，他们很快就开始摇晃着翻身。开始时，宝宝举起一只手或耸起一侧肩想要翻身，但总是又无奈地躺下来，可是过不了多久，他就可以自由地翻身了。

活动手臂与腿

这个时期的宝宝全身都胖嘟嘟的，身高增长迅速，但是体重的成长远不如身高快。运动能力和精神发育迅速，所以身体一天比一天灵活。手臂、腿和头部的运动能力提高，俯卧时可以抬起头，会摇晃身体，还能用手抓着脚趾放到嘴里舔。

宝宝努力翻身时，妈妈可以给予一些帮助。先贴近宝宝的侧面和他说话，或用带有声音的玩具吸引宝宝的注意力，使其望向侧面，然后妈妈用一只手轻按腰部，另一只手托着臀部轻轻地让他翻身。

明辨昼夜

宝宝4个月时，视力已经发育到一定的程度，可以清晰地看到小物体或远方的物体。这时宝宝可以清楚地分辨白天和黑夜，夜间睡觉，白天玩耍。每天可以睡3～15小时，白天还有3次左右的小睡。不过，也有些宝宝在此时仍不能分辨昼夜，使妈妈疲惫不堪，但是随着身体一天天地成长，情况一定会好转。

如果在出生4个月之后，宝宝眼睛还不能准确地对焦，或者出现了斜视症状，应当到医院接受检查。这一时期正好是视力发育的阶段，如果不加以重视，就容易造成视力发育迟缓和弱视。

选择略厚的衣服

出生2个月后，婴儿的汗腺变得比较发达，因此会开始全身流汗，但是身体的活动还无法完全发挥。如果穿得太薄，就会减低抵抗力，而且容易感冒，因此要特别注意。在这个时期，还不能完全穿薄衣服，但是也不能像新生儿一样予以过多保护。在完全穿薄衣之前，如果天气暖和，就应该增加穿薄衣的次数。

使宝宝情绪稳定

从这个时期起，宝宝开始黏妈妈，到了晚上就会变得烦躁，希望妈妈抱着自己。妈妈可能很难理解为什么宝宝睡得很舒服的时候也会哭闹。这是因为，宝宝觉得睡觉的时候就是妈妈离开的时候，正是因为害怕妈妈离开，宝宝才会闹情绪。

虽然睡过一觉后又可以见到妈妈，可是宝宝心中根本就没有这种概念，只觉得睡觉就是分离，内心变得特别不安。因此，宝宝身体健康却总是夜间哭闹是很自然的事，这时妈妈应该多抱抱宝宝，增加肌肤的接触，让宝宝安心地睡觉。

宝宝也需要锻炼一下

爸妈对于每次抱宝宝都会很担忧，那么柔软的脖颈，一不小心就可能受伤，所以新生宝宝需要锻炼脖颈处的肌肉。锻炼脖颈肌肉有几个方法：首先，可以在宝宝出生7～10天后，让宝宝俯卧在床上或者柔软的桌子上，然后在离他眼部20～30厘米处放置鲜艳的物品让他观看，每天练习15～20分钟。其次，用右手将宝宝竖立着抱在怀中，左手则稳稳地扶住宝宝的头颈，让他观看窗外的风景，可以每天练习3～4次，每次练习1～2分钟。

这样练习的目的，是为了锻炼宝宝脖颈的肌肉，使之渐渐强健，到了宝宝满月的时候，就能自己抬头看东西了。

还有一些锻炼，需要新手爸妈经常性地让宝宝练习，比如日常随意地对宝宝说话，使他对声音和语言产生反应；经常在他的视力范围内对他微笑，使他的视力增长，并把握对情绪的理解。

Tips

对玩具
有很大的好奇心

此时宝宝的眼睛和手的协调能力开始变强，可以拿着玩具挥舞，看到远处的玩具，会伸出手去抓。发育快的宝宝可以将玩具递到另一只手中。玩具不仅能提高宝宝的运动能力，还可以促进大脑的发育，因此要引导宝宝玩各种不同的玩具。

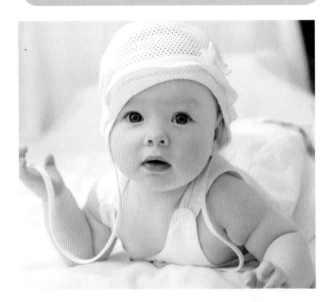

⬆ 宝宝可以活动手臂跟腿了。

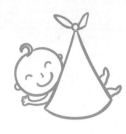

5至6个月宝宝的发育

如果已能掌握翻身的技巧，宝宝就会逐渐积极地活动，有时会用手抓自己的脚尖或脚趾。吞咽食物的功能逐渐完善，宝宝已经开始为吃饭做准备了。

5至6个月宝宝的成长与发育

婴儿的成长发育各不相同，因此不用为低体重儿担心。有些婴儿刚出生时很小，但是成长速度非常快，而有些婴儿则跟刚出生时一样，成长速度比较缓慢。从妈妈的角度来看，如果患有妊娠毒血症，就不能充分提供婴儿所需的营养，因此婴儿的体重不能正常地增长。如果能顺利地摄取母乳或配方奶，宝宝很快就能恢复正常的体重。

宝宝的翻身练习

这个时期的宝宝可以控制身体的平衡，向一侧翻身了。只要第一次翻身成功，宝宝就会乐此不疲，很快就熟练起来。腿部也有了力量，如果用手扶他站立，他可以做出抬脚的动作，这时可以把手放在宝宝的腋下，将宝宝高高地举起再放下，以锻炼腿部肌肉。宝宝会翻身后，也是比较危险的时期，因为妈妈稍微不留神，宝宝就有可能滚到床下或发生碰撞。因此，妈妈的视线不能离开宝宝。白天绝不可以把宝宝单独放在床上。

早产造成的低于成长基准值

若是婴儿比预产期提早出生，其成长值容易脱离百分比分布曲线的正常值，在这种情况下，应该以预产期为基准适度地降低百分比分布曲线的标准值。比如，提前到预产期2~3个月出生的情况下，应该把百分比分布曲线的正常值降低2~3个月，然后比较宝宝体重、身高的增长趋势，也就是必须以预产期为基准来衡量婴儿的成长速度。

练习触觉

宝宝的手指活动得愈多，手就会愈灵活，这能够直接促进大脑的发育。可以让宝宝直接体验各种布料的不同触感。如将柔软的棉布和真丝、凹凸不平的麻、光滑的皮毛等物品裁剪成纸巾的形状，放入空纸巾盒中。宝宝可以像抽纸巾一样抽出布，直接感受不同布料的触感，使手的肌肉得到锻炼。

手指游戏与积木

可以一边喊口号，一边和婴儿做手指游戏。妈妈用手示范，宝宝就会模仿，不仅能促进手指肌肉的发育，还可以培养眼睛和手指的协调能力。宝宝大一些就可以玩堆积木游戏，不同月龄的宝宝堆积木的水平大相径庭。在这个时期，比起自己堆积木，宝宝对推倒妈妈堆好的积木情有独钟。

了解宝宝的喜好

每一个宝宝都有独特的个性，爸妈要善加引导，让宝宝处于一个轻松愉快的成长环境里，避开让宝宝情绪不安的事物。宝宝的嗅觉和味觉已经比较发达，所以当宝宝闻到或者尝到比较苦、酸和臭的味道，他们会比较反感。各种刺激性的声音也会影响到宝宝，所以，要尽量避免各种声音的变化和不规律扰乱宝宝的情绪。总之，要避免环境的突然变化对宝宝的刺激，以免宝宝对压力做出过于激烈的反应。

培养宝宝的"社交"能力

这个阶段的宝宝身体健康，聪明又好动，性格也开始慢慢显现出来，爸妈要做好充分准备，来帮助宝宝做好各种成长所需，饮食、锻炼、疾病预防、各种游戏、教育启蒙，一个也不能少。这时，注意一下宝宝的眼睛，他们视力发达而且非常灵活，如果出现眯眼、怕光和歪着头的情形，要注意宝宝是否罹患了眼病。

经常带宝宝外出和其他宝宝接触，让宝宝有一个良好的社交环境。宝宝经常在户外和同龄宝宝互动时，会展现出良好的记忆能力。和其他宝宝互动的时候会集中注意力，还能够在交往过程中逐渐学会区分性别，这对宝宝性格的塑造很有益处。

科学研究表示，处于良好社交环境下的宝宝智力和能力会相对提高，这对宝宝未来的成长很有帮助。良好的人际关系能够提供宝宝一个良性的发展，更能协助人们获得某个领域内的成功。

宝宝开始尝试爬行

宝宝能够自由地翻身后就开始尝试爬行。俯卧时，会用手和脚比划着试图前进。由于生疏，有些宝宝不但不前进，还会后退。宝宝开始爬行，可以说是成长历程中一个重要的里程碑。能够爬行后，除了肌肉迅速发育之外，方向感、视野和大脑的活动都会迅速发展。

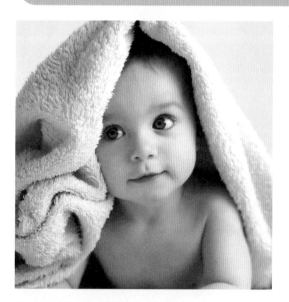

⬆ **宝宝学会翻身后便开始反复练习。**

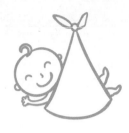

6至7个月宝宝的发育

在这个时期，宝宝的肌肉和神经慢慢地发育，因此很快就能坐稳。另外，利用身体和手指技巧，逐渐展开对外面世界的认识。

6至7个月宝宝的成长与发育

乳牙发育的时间和顺序因人而异，发育快的宝宝从3个月开始长乳牙，发育慢的宝宝10个月时才开始生长。多数宝宝在满6个月后乳牙开始发育。通常先长下面的两个门牙，接着长出上牙床门牙，但也有的宝宝先各长一颗上牙和下牙，或先长臼齿。这个时期，宝宝会流出更多的唾液。

因为牙床发痒，宝宝可能会用手摸牙床，而且咬东西时也可能碰伤牙床。因此，必须准备一个固齿器。固齿器要选择安全性高的，因为是直接进入宝宝的口中，所以一定要保持干净。

长乳牙可能伴随发烧

当身体各部位都没有异常症状，但是却莫名地发烧时，通常过几个小时或1～2日后就会慢慢恢复正常。在这个时期，宝宝形成了能翻身的智慧，因此这种发热症状被称为"智慧热"。一般来说，长乳牙时最容易出现智慧热的症状。

开始尝试坐立

宝宝6个月时，身体变得更加结实，"身材"也变好看了。目测可以看出身高增长，但体重增加不多。这时从外观就可以清楚地分辨出男孩和女孩了。大部分的婴儿到了这个阶段，趴着的时候可以用手支撑上半身并抬起胸脯，还可以趴着用一只手支撑身体，用另一只手去抓玩具。有些发育快的婴儿能抬着头，以腹部为重心，利用双手向前爬行。

适合宝宝的被单

跟厚厚的被单相比，较硬的被单更适合宝宝。在练习翻身动作时，如果盖着厚厚的被单，身体容易被柔软的被单所包围，因此很难翻身。另外，在仰卧状态下睡觉时，厚厚的被单容易捂住宝宝的脸部，因此容易导致呼吸困难的现象。

辨认妈妈的脸

此时宝宝的情感更加复杂和丰富，可以通过脸部表情感受妈妈高兴或生气等感情变化。宝宝自己也可以表现出高兴、难过、生气、害怕、喜欢、不喜欢、有趣、厌烦、困倦等更加细微的感情。记忆能力也有显著发展，可以分辨妈妈和熟人的脸，因此从这时起开始认生。

如果一直是母子二人相处，那么宝宝就会认生得很厉害。见到陌生人会放声大哭，而且不愿意被妈妈之外的其他人抱。认生是婴儿开始认识自己和他人之间关系的证明，也说明妈妈和宝宝之间的情感连接成功。

宝宝认生厉害时，应当先稳定宝宝的情绪，然后通过散步和外出为宝宝增加体验外面世界和与其他人接触的机会。

和宝宝交谈

虽然宝宝不一定明白爸妈的意思，或者不能准确地表达自己的意思，但是爸妈不要心急，也不要放弃。首先，可以向宝宝介绍他身边的物品名称，宝宝最早能够学会辨识身边的物品名称，所以多用物品的名称性词汇和宝宝交谈。当交谈产生效果，爸妈终于能够明白宝宝的意思，将是一件多么有趣的事情。

在交谈过程中，爸妈的语言要尽量夸张而富有感染力，来引起宝宝的注意，交谈过程中要用双眼注视宝宝的双眼，眼神的情感交流会加强爸妈和宝宝的语言交流。

满足宝宝的好奇心

不要制订太死板的规则来对宝宝进行教导，爸妈教育宝宝的最佳方式是用宽容和爱心引导，并满足宝宝强烈的好奇心，让宝宝认识世界，学习各种生活技能。比如宝宝对电灯感兴趣，爸妈可以让宝宝学习开灯、关灯，宝宝对抽水马桶感兴趣，爸妈可以让宝宝了解马桶的运作方式。有的宝宝发现自己的生殖器，爸妈不要让宝宝感到羞耻，而要引导宝宝去正确地认识这一点。

玩挠痒游戏

宝宝喜欢玩挠痒游戏，触摸宝宝身上的不同部位，让宝宝笑的同时辨认身体的不同部位，并用童谣的方式告诉宝宝每个部位的名称，宝宝会感到非常有趣，并很快认识这些部位。

Tips

尊重宝宝
独自玩耍的权利

这个时期的宝宝，会通过做手势、敲东西或发出大的声音来引起大人的注意。此时的宝宝还会产生所属概念，如果哪件玩具很喜欢，就会认定"这是我的"，进而长时间地独自拿着那件玩具玩。宝宝自己玩耍时，最好不要去干扰。如果经常妨碍或干扰，宝宝有可能会变得神经质，进而引起夜间哭闹或食欲不振等症状。

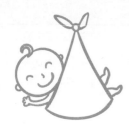

7至8个月宝宝的发育

在这个时期，宝宝几乎不会出现因无力而向前倾倒的现象，而且没有父母的支撑也能长时间坐稳。另外，能多方面地看事物，而且能自由地使用双手。

7至8个月宝宝的成长与发育

到了这个时期，宝宝可以自行坐立，还可以坐着自由地摇动双手玩耍。宝宝能坐立，表示骨骼和肌肉运动功能已发育到一定程度，也说明脑神经开始支配脊椎了。坐立熟练之后，宝宝就会试探着慢慢爬行。

宝宝开始爬行将对手臂、腿、腰部的肌肉发育产生重要的影响，因此应当为宝宝创造充分练习的机会。

变得灵活的手

宝宝可以坐着灵活地活动双手，如果把一个玩具塞到宝宝手里，宝宝就可以独自兴奋地玩半天。宝宝的两只手可以各握一个玩具，还可以自由地活动手指，或摔或抛地玩自己喜欢的玩具。

好奇心旺盛

宝宝7~8个月时，虽然不能说话，但语言的理解能力增强，能够听懂一些语言了。如果一边跟宝宝说"再见""YA"一边做动作，那么以后再说"YA"时，宝宝自己就会做出相同动作。当问宝宝"妈妈在哪里"，宝宝会看着妈妈笑。宝宝不仅能理解这些简单的语言，还会对指责和称赞做出反应。宝宝能发出的声音也更加丰富，有时还会"咿咿呀呀"地自言自语。

充足的睡眠

婴儿的运动量增多后，睡眠和清醒的时间也变得规律。此时应当让宝宝在上午和下午分别小睡一次，一次以1~2小时为宜，并可以让宝宝在吃过断乳食物之后睡觉。为了养成生活规律，最好规定睡眠时间，让宝宝按时入睡，夜里至少有10小时的睡眠。要养成早睡早起的习惯，最迟也要在10点之前入睡。每日的睡眠时间包括午睡在内，应当超过12小时。

夜间哭闹通常是因为白天过于兴奋或受到惊吓；或因为玩得太贪心而使身体疲惫；或因为外出和旅行扰乱生活节奏等。宝宝突然在睡梦中醒过来开始哭闹时，妈妈要先检查是不是被子里太热或者尿布湿了，然后轻拍宝宝的身体使其安静下来。多数婴儿都会经历夜间哭闹的时期，不必过分担心。

如果宝宝的运动量远低于该月龄的平均运动

量，就要检查是否过于肥胖。从妈妈的角度来看，宝宝吃得好、长得圆滚滚的是一件好事，但如果体重过重使运动产生困难，就应当适当地降低体重。

正确对待宝宝的黏人与认生

宝宝对爸妈已经完全信任并依赖，当爸妈要离开的时候，宝宝会感到焦虑不安，甚至大哭大闹。要帮助宝宝脱离心理阴影，可以从几个方面着手进行，首先，留时间给宝宝观察新人和新事物，当新面孔安静地慢慢靠近时，爸妈不要离开，给宝宝一点时间来观察新面孔是否友善，等一段时间后，在爸妈的帮助下，让宝宝和新朋友进行互动。

提供给宝宝一个爱不释手的玩具，一个特别的、能吸引宝宝注意的玩具能安慰离开爸妈的宝宝。让宝宝了解爸妈会果断的离开！第一，让宝宝知道爸妈要离开，然后，爸妈要果断离开，不要表现得太过留恋，否则宝宝会更加不舍而哭闹不已。

宝宝对陌生人有排斥和不安是很正常的，要让宝宝接受陌生面孔，需要爸妈的帮助，配合宝宝的步调，慢慢地靠近并互动，让宝宝逐渐对陌生面孔产生信任。等宝宝的记忆力增长，宝宝对偶尔出现的陌生面孔就不会太过于紧张和焦虑了。

傍晚散步有好处

晚饭后，带宝宝外出散步，告诉宝宝，"那是美丽的月亮""一闪一闪亮晶晶，是星星"，这些美丽的事物会让宝宝感到平静和安宁。散步的时候，可以帮助宝宝打嗝。散步时和旁人的互动，会帮助宝宝建立一个良好的社交环境。

音乐和绘画

优美的旋律可以帮助宝宝锻炼听力和节奏感。如果有敲打类的音乐玩具，会让宝宝感到非常有趣，他会不停地敲打，来分辨声音的区别和质感，锻炼认知能力。各式各样色彩鲜艳的图画和脸谱能够激发宝宝的兴趣，他们会仔细观察颜色的不同，来训练形象思维能力。

滚动的球

让宝宝追逐滚动的球，在追逐的过程中进行运动训练，激发宝宝的运动能力。宝宝会很乐意找到滚动后藏匿起来的球，爸妈一定要注意保护宝宝的安全。

Tips

出生7~8个月时，妈妈提供的免疫力大致已经消失

宝宝6个月时，体内还留有从母体中获得的免疫成分，并且和其他人接触的机会较少，所以不易患病。但是到了7个月左右时，从母体中获得的免疫成分所剩无几，而且与成人接触的机会日益增多，因此，患病的概率增加。从这时起，尽量不要带宝宝到人群密集的公共场所以免感染疾病，特别是要做好预防感冒的工作。

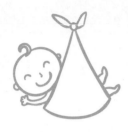

8至9个月宝宝的发育

此时，宝宝能熟练地爬行了，有的宝宝还会开始尝试站立。而且，宝宝开始会说一些简单的话语，并模仿大人的行为。

8至9个月宝宝的成长与发育

宝宝8个月时，体重增长速度开始减慢，但每个月身高可增长1~1.5厘米。此时婴儿在身高、体重等方面的个体差异日益显著。运动功能的发育也是如此，宝宝的运动神经基本与父母相似。即使宝宝的运动神经发育缓慢，只要认知能力和情感等其他部分发育正常，就不必担心。

尝试站立

这个时期宝宝手臂和腿部的肌肉更加强壮，能熟练地爬行，有些宝宝已经可以扶着物体站立。宝宝们开始爬的时间和爬的方法有很大的个体差异。有些宝宝会持续地爬一段时间，而有些宝宝在学会爬之后很快就能站立。

宝宝开始正式爬行之后，应尽量帮助他进行爬行练习。爬行能锻炼肩部和胸部肌肉，培养平衡感和身体的灵活性。爬行对宝宝的智力发育也有影响。去宝宝想去的地方能够带给他实现目标的喜悦，也成为激发欲望的原动力。

开始会说简单的话语

此时，宝宝开始说"妈妈""爸爸"之类简单的话。宝宝9个月时，就可以用幼儿语言表达生活中的一些事物。因此，从这时起，应当对宝宝进行充分的语言性刺激。吃饭、散步或换尿布时，都可以跟宝宝说话。

在安全的地方让宝宝尽情玩耍

这时候宝宝急切地想让自己完成一些事情，例如自己用饭匙吃饭等，如果不加考虑地一概否定，就等于扼杀了宝宝的探索心。妈妈应当预先收起可能对宝宝造成危险的物品，在安全的范围内让宝宝尽情地玩耍。

在模仿中学习

宝宝智力发育到了一定的程度，开始喜欢模仿。妈妈拍手时，宝宝也会模仿着拍手；妈妈敲桌子，宝宝也跟着敲桌子。婴儿时期，宝宝的智力发育大多是通过模仿进行，因此，妈妈应当经常和宝宝对视，或者教宝宝模仿爸爸妈妈的动作。

易于行动的衣服

此时宝宝四处爬行，运动量大，因此流汗较多，衣服脏得快。如果衣服被汗水浸湿透，不仅容易患感冒，还容易引发皮肤炎，所以要经常帮宝宝换衣服。帮宝宝挑选衣服时，应当选择便于穿着、吸汗性好的棉布衣物，让宝宝行动自如。

超前一步引导发育

父母应当一边观察宝宝的发育状态，一边超前一步引导宝宝发育。例如，如果宝宝趴着，可以把玩具放在宝宝面前，引导他爬行；能坐立后，可以握着宝宝的双手使他站起来；会爬行后，可以扶着宝宝站立行走。

日常护理

宝宝能体会到和成年人一样的压力，这些压力会导致宝宝食欲减退，睡眠不规律。当宝宝闹情绪的时候，让他独自安静一会儿很重要。在帮助宝宝规律饮食和睡眠的同时，要为宝宝创造良好的环境，爸妈还要注意控制自己的负面情绪，以免宝宝受到影响。

有些木制或者纸质的物品放久了，会产生霉变，霉变会产生孢子，这些孢子通过空气被宝宝吸入后会导致肺部发生问题。所以，爸妈要注意生活环境的整洁和清理，避免家中出现潮湿引发霉变。

宝宝的牙齿是确保宝宝健康成长的重要因素，要好好保护。首先，要注意宝宝的口腔卫生；其次，不要让宝宝吃太多甜食，否则会出现蛀牙。

快速响应宝宝

当宝宝提出某个要求，对爸妈响应时间的最长限度只有3分钟，3分钟之内若不能给予宝宝任何回应，宝宝会哭闹，并感到沮丧、烦躁和不安。所以爸妈要快速给予宝宝响应，以免对宝宝的情绪发展造成影响。

Tips

这个时期应该
防止宝宝吞咽危险物品

在日常生活中，应该将房间内的危险物品收拾干净。在这个时期，婴儿喜欢把手里的物品放入嘴里，因此容易不小心吞咽垃圾或是钮扣。

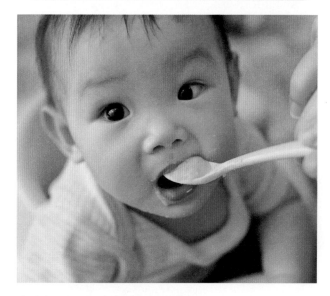

⬆ 吃饭时可通过说话来引导宝宝。

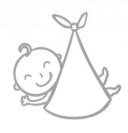

9至10个月宝宝的发育

此时，宝宝的行动范围逐渐扩大，而且对周围事物的关心和好奇心也会增强，因此父母一刻都不能松懈。

9至10个月宝宝的成长与发育

宝宝9个月时，不仅体力增强，运动能力也有长足的发展，一刻都不停歇。原本在家里四处爬行的宝宝这时可以扶着物体起身站立，如果有妈妈搀扶，还可以一步一步地向前走。但是，这仅仅只是学走路的起步阶段，不能让宝宝站立太久或强迫宝宝走路。

使用手指

在此之前，宝宝还不能用手夹住物品。但是到了这个时期，宝宝将对小物品产生强烈的好奇心，能用拇指和食指抓住掉落在房间里的扣子等小物品，还会拿着蜡笔或铅笔胡乱地涂鸦。

开始理解生活用语

这个时期，宝宝的智力发育很快，爸爸上班前如果对宝宝说"再见"，宝宝会摆一摆手。发育快的宝宝已经可以说话了，能说出"爸爸""妈妈""吃"等简单的单词。这时宝宝能听懂妈妈的话语，当妈妈张开双臂对宝宝说"抱一抱"时，会扑到妈妈怀里；妈妈说"我们出去吧"，宝宝会看着门的方向；叫宝宝名字时，宝宝会转过头；如果对他说"不行"，他就会停止行动。宝宝已经可以对许多话做出反应了。

好奇心旺盛

同时，宝宝的好奇心非常旺盛，只要看到什么物品，就想立刻用手去摸，亲自体验看看。看到搁置在远处的玩具，宝宝会快速地靠近并抓在手里，还会将桌子上的东西拉下来，或者藏到某个角落里。因此，应将家中所有可能对宝宝造成伤害的物品放到宝宝拿不到的地方，以保持安全。插座要用安全盖封住，有棱角的物品要用布罩住，门窗上要安装安全装置，以防宝宝的手指被夹住。

维持一贯态度，养成宝宝好习惯

宝宝开始懂得要求自己做主的权利，因此，当心愿无法达成时，就会又哭又闹。如果熟悉的人不理睬自己，就会抓住别人的衣服请求满足自己的愿望；当看不到妈妈或亲人时，就会东张西望，最后放声大哭。

在对宝宝有益、没有危险的限度内，应当尊重宝宝的意见，但对于有害的行动，要果断地拒绝。如果抱着"这么小的孩子知道什么"的想法，对宝宝所有的要求都表示无条件地接受，就容易让他们养成坏习惯，日后改正起来将会有很大的困难。遇到危险的事或不正确的事，要果断地、低声地表示"不行"，即使宝宝无法听懂，也要明确地解释理由。

宝宝能听懂更多的话

为了宝宝，爸妈应一直保持阅读的习惯，并坚持在各种情况下用简单的语言和宝宝进行交流，如果坚持下去，宝宝就能够听懂愈来愈多的话，而且能够明白它们的意思，一些简单的指令他也能够明白，比如帮爸爸拿皮鞋，这时爸妈会感到非常欣喜，辛苦了这么久，总算没有白费。

宝宝爱说话

宝宝最初的说话来自模仿，比如"嘟——，嘟——"，可能是指火车，这主要取决于爸妈和宝宝交流的时候用的是哪种词汇或者表达方法。宝宝开始能够发出不同音调和大小的声音时，会感到非常有趣，说话的欲望也开始增强，爸妈一定要鼓励宝宝，给予适当回应。

不要粗暴干涉宝宝

科学研究显示，经常受到粗暴干涉的宝宝脾气会变得暴操，而且无法安静地睡眠。所以不要粗暴地干涉宝宝，以免造成宝宝的负担。

不要宠坏宝宝

宝宝的理解能力愈来愈强，能够分辨语气和情绪。有的爸妈为了让宝宝开心快乐，而忽略自已溺爱宝宝的事实，让宝宝想要什么就能得到什么。久而久之，宝宝会养成骄纵跋扈的个性。所以，适当地对宝宝说不，告诉宝宝什么可以得到，什么不能得到。当然，宝宝得不到东西的时候会表现得非常沮丧，爸妈不要因此而心软，给予宝宝适时的安慰和温柔的拥抱，宝宝一定会理解。

婴儿的自我发育过程

如果能坐稳，视野就会开阔，因此感兴趣的事物也会愈来愈多。如果学会爬行，好奇心的范围逐渐展开，而且能向感兴趣的事物自由地移动，因此婴儿的"世界"会逐渐变大。

婴儿虽然跟以前一样吸吮或触摸妈妈，但是感受形态完全不同。也就是说，婴儿过去只关心事物或人物本身，但是从这个时期开始，会关注人物的行为或表情，并关心背后的感情。例如，即使任意丢卫生纸的行为被妈妈制止，宝宝也会故意重复同样的动作。在这个时期，他会逐渐关心自己的行为和妈妈的感情，而且会通过这些行为来了解妈妈的反应。

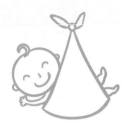

10至11个月宝宝的发育

跟爬行时期相比，宝宝的视野会更加开阔，因此手脚利用的程度也会更大，变得更加淘气。在这个时期，宝宝遇到的危险也会逐渐增加，因此要特别注意安全。

10至11个月宝宝的成长与发育

宝宝10个月时就可以熟练地扶着物体站起身，发育快的宝宝还可以扶着物体挪动脚步。宝宝这时爬行速度很快，因此活动范围也相当开阔，喜欢爬到桌子、椅子或楼梯上。宝宝开始喜欢玩耍，比起吃东西，玩耍更能提起宝宝的兴趣，因此食量减少。不过，只要宝宝玩得开心、身体健康，就不必太过担心。

这个时期，宝宝能熟练地活动手指，也可以自己翻书了。由于一页一页地翻书对宝宝来说还是比较困难，所以宝宝翻书时可能会把书撕坏，也会用嘴叼住或舔弄书本，此时应当为宝宝准备硬纸板或手感好的布制书。

熟练发出简单声音

此时宝宝能将上唇和下唇合在一起，说出"妈妈""爸爸""抱"等。不仅能说出来，还懂得自己所说的意思，知道选择正确的语境，并使用恰当的语言。宝宝还会经常咕哝一些大人听不懂的"话"。

记忆及模仿能力日见发达

这时，宝宝的认知能力发育到了一定程度，因此能认出妈妈的脸庞，在陌生人面前会害羞，或者摇晃脑袋。从这时起，宝宝的记忆能力、注意力、模仿意识将迅速发展。当妈妈不在眼前时，宝宝就会大声地呼喊寻找，妈妈去洗手间时也想要跟着去。宝宝希望时时刻刻有妈妈陪伴在身旁，让妈妈根本就抽不出身料理家务。不要因为烦躁而冷漠地对待宝宝，应当细声地对宝宝说"妈妈去洗手，一会儿回来""妈妈在洗衣服呢，一会儿就洗完了"，让宝宝安下心来。

提供练习手部动作的玩具

这个阶段宝宝手指的感觉异常发达，抓握的动作更加熟练。可以用手指抓住小的对象，除了幼儿玩具之外，还可以把锅盖、盘子等周围的所有物品都当做游戏玩具玩耍。这时，只要宝宝没有碰触危险的物品，就可以让宝宝尽情玩耍。

满2岁之前避免让宝宝看电视

满10个月之后，宝宝就曾无意识地到电视前玩耍，或边玩游戏边看电视。宝宝尤其喜欢那些画面迅速切换的广告或有婴儿出现的节目。但是，看电视对这个时期的宝宝还太早。专家建议，在2岁之前应当尽量避免让宝宝看电视。

学习表达情绪

每个宝宝都有自己的个性，有的宝宝活泼可爱，有的宝宝机灵聪明，有的宝宝老成稳重，不同的个性会有不同的情绪发展，所以通过宝宝的情绪变化能够判断宝宝的个性。宝宝对属于自己的食物和物品会表现出不同的情绪反应，对喜欢的物品表现出高兴、快乐的表情，对不喜欢的物品表现出厌恶烦躁的样子。

宝宝对爸妈的语言也表现出不同的情绪，当爸妈教育宝宝发出指令的时候，如果宝宝不愿意听从会露出不高兴的样子；而如果很乐意听从，则会平静或者兴高采烈。

宝宝懂得的事物愈来愈多，也能够听得懂一些爸妈的基本指令，记忆力也逐渐增强。所以，尽量不要恐吓宝宝，或者流露出负面情绪，否则会为宝宝带来阴影。宝宝的模仿能力也愈来愈强，因此爸妈要尽量流露出正面情绪，以免影响宝宝的情绪和个性。

练习走路

这个时期宝宝练习走路，还是需要各种支撑。要注意，宝宝光着脚练习走路的时候，如果室内地板太凉，要为宝宝穿上袜子或者连身裤，这样还可以避免宝宝滑倒。如果是在室外，要为宝宝选择一双合脚的鞋子。

遇到这些问题
该怎么办呢?

问：我们家的宝宝有咬别人的习惯，前几天还咬邻居家的小朋友。要怎样才能改正这种习惯呢?

答：在日常生活中，爸爸妈妈或爷爷奶奶经常用咬宝宝的脸、臀部或手背的方式表达自己的感情，但是这种行为会在不知不觉中养成宝宝咬人的习惯。如果宝宝咬妈妈或小朋友，就应该实时地制止，并告诉他不能再做这种行为。

问：宝宝喜欢用头撞击地板或墙壁，是不是他的性格有问题呢?

答：一般来说，宝宝出生6个月后就能抬头，而且能表达节奏感了。在成长过程中，宝宝不知不觉会形成用头部撞击的习惯，但是3周岁后自然就会消失。

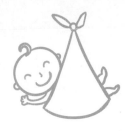

11至12个月宝宝的发育

终于接近与宝宝时期告别的时刻了，父母会跟宝宝一起成长，对爸爸、妈妈来说，看到宝宝走路是一件喜悦的事情。

11至12个月宝宝的成长与发育

新生儿的头骨没有完全闭合，尚留有缝隙，这个缝隙叫做囟门。头顶的前侧叫做大囟门，后侧叫做小囟门。大囟门从宝宝11个月大开始渐渐关闭，到12～18个月时就会消失。

大部分宝宝从这时起能扶着物体蹒跚学步。发育快的宝宝在周岁左右时就可以熟练地行走。宝宝的成长速度因人而异，有些宝宝在周岁之后依然在爬行。从爬行到蹒跚学步的阶段，宝宝在脑袋大小、运动神经、肌肉发育以及性格等方面都存在着明显的个体差异，即使是学步较迟，只要宝宝其他方面发育顺利，就不必担心。

理解语言的意义

这个时期，已经有能开口说话的婴儿，也有一点话都不会说的婴儿。语言可分为可听懂别人说话的感受语言（Receptive Language）和能够用自己的话进行表达的表现语言（Expressive Language）。只要宝宝能够听懂他人的话语，即使暂时说不好，也不必担心。这个时期的宝宝，如果受到妈妈称赞就会感到高兴；受到妈妈呵斥就会面色不佳。

开始想说话

一般来说，出生的瞬间开始进入说话的第一阶段。婴儿第一次接触的世界是自我和周围环境融为一体，而且随着不同的感情有喜怒哀乐的世界。在喂母乳、说话、亲热等过程中，逐渐跟妈妈形成对话。语言是交流的手段，如果没有想说话的冲动和良好的亲密关系，婴儿不会轻易开口说话。

婴儿最早说出的语言就是"咿呀"声。一般来说，出生5～6个月开始就能发出"咿呀"声，但是心情好时，出生2～3个月的婴儿也能发出"呜呜"等声音，而这种"咿呀"的声音才是妈妈与婴儿之间的第一次对话。出生8～10个月时，婴儿就能说出"妈妈""爸爸"等较清晰的"咿呀"声音。

设定好安全装置

宝宝开始走路后，行动范围就从屋内扩展到了外面，因此需要格外注意婴儿的安全问题。虽然宝宝已经开始走路，但此时走路的姿势尚不稳定，会经常摔倒或发生碰撞。这就容易使手臂和腿部受伤，还有可能伤及头部，因此需要特别地注意。

提供足够的空间涂鸦

宝宝周岁左右，细微的触觉已变得发达，不仅能自由地活动手指，还可以灵活地运用指端，所以喜欢用蜡笔或彩色笔涂鸦。这种活动手指的运动可以刺激大脑皮层，因此应当给宝宝提供足够的涂鸦空间。

养成刷牙好习惯

这个时期，宝宝至少长出了上下各2颗牙，长牙快的宝宝还会长出上下各4颗共8颗牙。为了防止蛀牙，必须养成吃东西后用水漱口的习惯。也可以在纱布、手帕、幼儿牙刷上沾上液状的口腔洗涤剂，擦洗牙和牙床，或使用适宜的幼儿牙刷刷牙。

给宝宝足够的个性发展空间

聪明的宝宝注意到自己和别人是不同的，也开始了解自己的需求，比如想要玩耍、想要吃东西等，他们也能够明白人们对他们的喜爱或者厌恶，并因此调整出自己的情绪。喜好、情绪和表达能力表现出宝宝特有的个性。

了解宝宝的个性，并为他们提供足够的发展空间，让宝宝试着完成某件事情，或者让宝宝用自己的方式表达出需求，看看能不能说服别人帮助。当然，这些空间也是需要爸妈协助控制的，让宝宝独立完成事情的时候需要注意宝宝的安全。而宝宝能够凭借自己的力量说服旁人的帮助，要注意不要让宝宝养成为所欲为的坏习惯。

宝宝不会"等待"

宝宝虽然已经很聪明，但是还不能理解时间是连续的，只能明白自己所处的时空，当爸妈离开宝宝的时候，宝宝会十分担忧永远也看不见爸妈。宝宝不能理解"等待"的意义，爸妈要帮助宝宝理解这一点，这需要足够的耐心和持续性。

让宝宝喝水

对还未开始断奶的婴儿，多半是用汤匙等来喂食果汁，婴儿会伸出舌头吸吮从汤匙中流出的果汁，嘴巴的形状和动作如同吸奶一样。从功能上来说属于吸吮乳头喝水的方式，这种方法会持续到断奶初期。

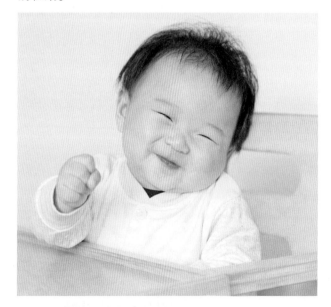

⬆ 让宝宝在愉快的氛围中学会说话。

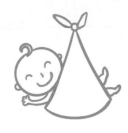

1岁宝宝的发育

一岁儿拥有无法形容的天真烂漫，却又不像婴儿般令人放心不下，并且有某种程度的自我主张，开始表现出喜恶的情感。

感官世界、行动世界的扩展

一岁儿可以站立、行走。从躺着的状态到站立，代表即将开启与以往完全不同的世界。也就是说，孩子的感官世界从二次元转变成三次元，充分了解位在近处与远处事物的差异。而后，对于位在远处的东西发生兴趣，受到想要靠近的欲望刺激，而主动性地努力移动。

一旦站立即表示双手可以自由行动，变得喜欢用双手进行各种尝试，以得知自己所做的事与其结果之间的关系。能够走路的话，行动范围就会突然变大，对于周围看得到的东西产生兴趣，而想办法去接近、玩弄。以好奇心、探究心的发展基础来说，这是件极为重要的事。

可以走路移动到自己想要去的地方，对于自立的生活来说确实具有很大的意义。也就是说，从以往完全依赖大人给予东西的生活，转变成自己要求自己行动的生活，并通过自己的意志去扩展行动的范围。

如此一来，不仅变得可以参与大人的世界，而且，在生活习惯方面，从被照顾的生活到靠自己生活的关心度提高，一岁儿在饮食方面"想自己吃"

的自立意愿也变强。可是，因为技术尚未成熟，所以还不能做得很好，而与较神经质的大人之间常引发纠纷，这也是此时期的特征。但是，这种状态可以让孩子学习到技术，而逐渐提升想靠自己来做的意愿，所以大人们要用温和的心情来守护孩子。

与好动的一岁儿共创环境

一岁儿也被称为是"活动儿""好动儿"。醒着的时间几乎是不断地到处活动。行动当然不像幼儿般灵巧，却喜欢跟在大人的后面爬来爬去。看到箱子和台座就会爬进爬出、爬上爬下。这种旺盛的活动力，是他们培养行动敏捷的基础。

可是，一岁儿因为身体及运动的机能还没有发展完全，必须小心确认其活动的场所是否安全，并创造可以愉快玩耍的环境。此时，因月龄约差异，宝宝所感兴趣的玩具及用品也会不同。大人可依照宝宝发育的状态及兴趣，在室内、屋外准备这种环境。可是，就算孩子自己想做，只靠他自己一个人也不可能全都做得到，例如，宝宝就不能只靠自己玩单杠和秋千，第一次吊单杠得靠大人的帮助，荡秋千也是从和大人一起坐着慢慢摇动开始比较好。

一旦对某种东西感兴趣之后，第二天他就会催着你带他去"玩"。

记住，并不是要训练孩子去做高难度的事，而是要挑起孩子对这种运动的好奇心，借以累积经验，这才是此时期的指导重点。让宝宝充分运动身体，培养吃得好、睡得好等规律生活的节奏，将为宝宝带来健康的生活。

生活就是恶作剧

一岁儿对自己身边的东西往往充满好奇心。会打开再放进去，或是抽出书架的书弄得满地都是。玩具箱也是一样，与其说是从里面寻找喜欢的玩具，倒不如说是先把玩具翻出来，如果散落一地的玩具中，正好有引起他感兴趣的东西，就会用手拿起来摸或舔。

一岁到一岁半的宝宝特别顽皮，也是让追在后面收拾的妈妈或者照顾者疲于奔命的时期。这个时期称为"感觉运动期"，宝宝是借着摸、舔逐渐知道东西的性质，而这样的摸索行动对孩子的智力发展来说，是不可欠缺的重要活动，例如，米粒对大人来说拥有与沙子不同的价值，然而一岁儿却完全不了解，因此，会像玩沙子一样抓着、丢着玩。大人想把贵重物品收起来的想法虽然是理所当然的，但是对这个时期的孩子来说，整理得太过于整齐的环境，是无法刺激一岁儿好奇心及探索心，不利于宝宝学习。因此，准备能让孩子充分摸索的东西及环境，对于智慧的发展可说是十分重要的一环。

爱说"不要、不要"的时期

这个时期，千呼百唤才到厕所来的孩子经常会满口"不要、不要"的拒绝而逃开。而且，高兴、不高兴的情感与"自我"的萌芽结合在一起，逐渐表现出"好恶"。因此，一旦给予不合自己喜好的东西，他们常常会把东西扔掉。因为这是"我讨厌这个东西"或"我想这样做"的自我意识表现，与所谓的反抗期不一样，应该也可说是连带的情感表现吧！

美国的小儿科学者布拉杰顿博士在《如何养育一、二岁儿》一书中也说明，满一岁半的孩子对任何事都先说"不要"是孩子为了让自己确定有能力自己决定所使用的一句话。因为这样能孕育出不轻易放弃自己的喜好或要求的自我意识，所以很难用别的东西充当孩子所想要的东西。当孩子说出"不要"的时候，不要去压抑他，反而应该问他"不要什么""为什么不要"，这样去确实地了解孩子的心情。

依赖与自立的纠葛时期

一岁儿同时具有想依赖大人与什么都想尝试的心情，因此内心的纠葛非常显著，也是想从中逃离的时期。如果大人不能充分了解孩子的心态，给予适当的协助，就无法指望孩子自立。这表示照顾一岁儿的双亲必须深入了解孩子的内心世界。

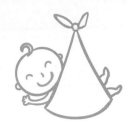

2岁宝宝的发育

2岁的幼儿开始出现自主性与反抗意识。在此之前，他的生活大都依赖成人，如今却开始会坚持自己的想法与做自己想做的事情，走出成人的保护。

幼儿的故意捣蛋

从一岁末左右开始，幼儿的肢体渐渐地变得协调起来。到了两岁，各种动作变得更加轻快。虽然像突然停止、急转弯等动作还不熟练，但奔跑的能力却有明显的进步。而且，由于平衡系统和运动肌腱的急速发育，向上跳、往下冲、摔倒爬起等等动作也十分协调，因此整天静不下来，老爱四处玩耍，让大人们的视线一刻也不能离开他们身上。

发展心理学中，有一称为"自发使用原理"的发展法则，即某个功能形成并发展后，幼儿会自发地利用它。这种自发的活动，会对其功能的发展发挥作用。有时成人会觉得幼儿在眼前四处奔走、吵闹，非常令人烦躁而想制止。但为了提高幼儿的运动能力，最好是让他们尽情地活动。这样还可以让幼儿消耗大量能量，而发挥稳定情绪的作用。

但两岁幼儿的判断能力稍嫌不足，经验也很贫乏，大人应该和幼儿在一起，对他们的运动方法给予指导，教他们不会带来危险的方法。这个时期的宝宝好奇心极强，因此显得十分顽皮，成人稍不留意，他就会走失或者把手伸向危险的地方。幼儿还有一个特点，当他聚精会神地做某件事时，很难

注意到旁边的事物。因此，不论是在家庭，还是在托儿所，都需要营造一个安全的环境，以供他们自由、充分地玩耍。

外观的成长

零岁是胎儿的延伸阶段，是一生中生长发育最快的时期。宝宝成长到一岁时开始会行走和说话，渐渐摆脱婴儿的形象，步入幼儿阶段，体重、身高的增长也趋缓。

两岁时，由于身体各器官机能的成长与运动功能在生活中逐渐自主，为了与此相适应，体态的成长也会进一步充实。到了三岁以后，脑细胞、脑神经成熟及智力明显发展，可以说是往成人阶段迈进的时期。

所以，两岁可以说是从婴儿转向幼儿的过渡期，我们就根据这样的观点来看看两岁宝宝体态成长的意义。

各种功能的发育

婴儿在最初阶段没有自理能力，其生长完全依靠成人照料和护理。最典型的例子，就是腹中的胎

儿。出生婴儿，可以说是"保护型育儿"，他们完全依靠父母和保姆的精心护理而生活。

出生半年以后，开始可以外出。而且由母体所获得的免疫机能断绝，开始容易罹患各种疾病。即使这样，幼儿自身也具有一些抵抗这些疾病的免疫机能。如果实在抵御不了，在经历各种疾病之后，就会逐渐形成较强的免疫力。随着运动机能的发展，行动变得自如，通过各种亲身体验，使心理与身体得到同步发展。因此，在这个阶段内，难免会做出一些错误的行为。通常会在反复尝试后加以改正，而且常常会遇到经常性的事故，而体验到受伤的经历。

由于这样的经历一再重复，幼儿会逐渐培养出能够自如适应生活环境的活动能力，为此后形成更加健康的体魄与勇气做好准备。

从婴儿阶段到独立的过渡期

如此经过各种疾病、事故的体验，在各种生活环境中，身体也会形成坚强的力量。也就是说，两岁之前是为以后漫长的人生做好基础的准备，使身体的机能能够在此后亲身经历的各种场合顺利地发挥作用。

此时，再来回忆宝宝在零岁、一岁、两岁的成长过程，其实是一段非常艰难的时期。例如，学会语言、用双脚行走、独自大小便、生病等，可以说是人的一生当中经历变化最剧烈的生活阶段。

所幸对婴幼儿来讲，那段时期的曲折经历不会在他们的人生记忆中留下印象。这是因为连接脑细胞的神经纤维的髓鞘化还未成熟。如果仔细思量，正是因为脑细胞处于这样的状态，幼儿的生长发育才会有如此迅速的速度。两岁或者三岁左右，身体的各种机能已经完全具备。其神经纤维的髓鞘化也已大致完成，神经细胞开始发挥各自的作用。也就是说，幼儿日常的生活体验可以作为记忆，储存于脑细胞中。

日常生活的体验，作为实实在在的记忆残留下来，是使智力飞跃发展的巨大力量。正因为婴幼儿阶段没有这样的记忆，只能觉得饿了就想找奶喝及进行生理的自然排泄。但是，与记忆同时发展的智力，开始能够区别生活中的"过去""现在"和"未来"。例如现在，即使是肚子有些饿，也可以稍稍忍一忍，等一会儿再进食。

两岁幼儿虽然能做到这一点，但毕竟还不到三岁，这种忍耐常常以发脾气来表现，使父母非常为难。像这样在各方面有了相当的成长，但其成长却尚未完全成熟的情形，会在平常的行动、态度中以各种形式表露出来。这也是两岁儿童的特征之一。

手势、动作

两岁幼儿表达的初期内容为以自己为中心所感知的事物。如自己所持的物品，当下正在做的事和对自己有直接关系的事物等。而且，大多停留于向对方做片断式的表达，希望对方能够理解自己的想法，但又不想以此为契机与对方扩大对话与交流。

Part 2
宝宝的不适症状

　　不明原因的痒、皮肤起疹以及发烧等症状，都会让宝宝非常难受，这往往是爸爸妈妈最担心及手忙脚乱的，若具备常见疾病的病理与照护相关知识，便能为宝宝的健康把关，在发现异常的第一时间，就可以有所警觉并且进行适当处理。

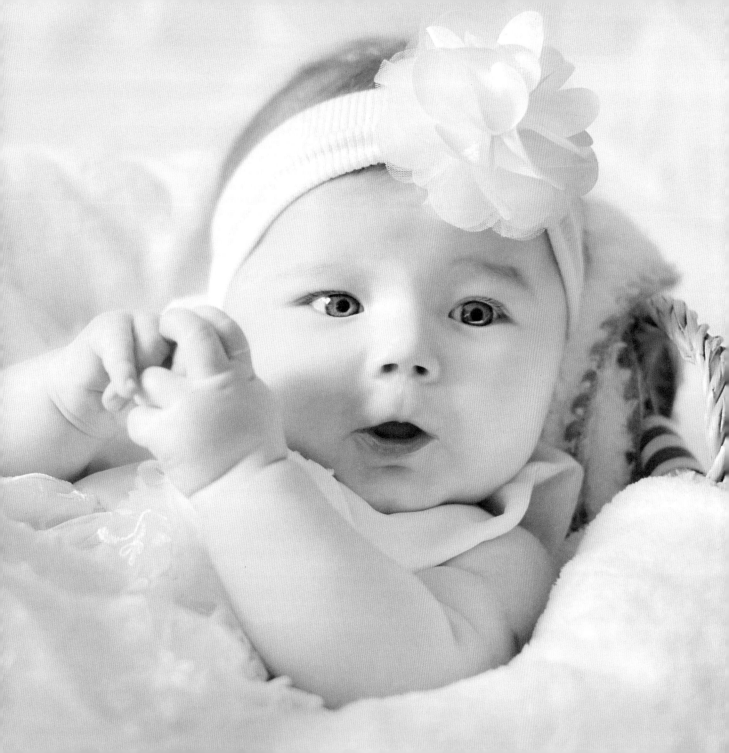

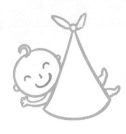

过敏

不明原因的痒、皮肤起疹，以及发炎等的症状，和食物过敏有非常密切的关联，所以对家里有开始要喂食离乳食品的妈妈来说，实在是一件非常困扰的事情。

宝宝家族有过敏史，要特别小心

如果是健康的身体，对于一般的外部刺激，会直接地处理掉，或是就算有短暂的过敏反应，也会把这种物质排除，并恢复到平常的状况。而且就算有害物质跑到我们的体内，身体也能立刻知道，并且将有害物质加以分解，并排除体外，而这种过程，是非常自然地产生的。

而所谓的过敏，就是对于特定物质，因为遗传上问题造成没办法加以分解，所以产生排斥反应的现象。因此，虽然不是说过敏体质一定会遗传，但如果父母有过敏反应，则就有很高的比例宝宝也会有类似的体质。如果家族史上有过敏症状时，就必须和医生讨论后，将离乳食品时期往后推延，并且要仔细观察宝宝对食物的反应。

过敏和食品有很深的关联性

过敏虽然和遗传有关联，但大部分和食品也有相关性。当我们身体里有异物侵入时，为了保护人体，体内会自动制造对抗的抗体。但如果没办法制造出对抗异物的抗体时，体内就会产生各种排斥反应，而对这种排斥反应，我们就称为"过敏"。过敏症状非常多样，包括痒在内，有肿、流眼泪或流鼻涕、鼻塞、打喷嚏、起疹、呕吐或是拉肚子等。许多宝宝有食物过敏现象，其中最重要的原因是，宝宝的消化器官在还没有成熟的情形下，无法完全分解的蛋白质直接被吸收，所以引发过敏现象。因此，对于过敏体质的宝宝，除了要更注意食物的种类外，满6个月之前最好是不要采用离乳食品。

会引发过敏的食物

会引起过敏的食物中，专家指出牛奶、鸡蛋和花生是最容易引起过敏的食物，因此，如果已经知道会引起过敏的食物时，除了食物本身外，连加工过的也要加以避免。容易引起过敏的食物见下文的小贴示，请尽量不要摄取其中的食物，而如果宝宝真的出现过敏现象时，就必须在其他地方把原因找出来。

除此之外，一般来说，容易引起过敏的食物为巧克力、芝士、猕猴桃、柑橘类、金枪鱼、青花鱼、核桃、牛肉、鸡肉、虾和螃蟹等，这些都是有可能引发过敏的食物。

喂食过敏的宝宝

如果宝宝太早开始吃离乳食品，就很容易产生过敏反应，这是因为宝宝对于接受的食物尚无法完全产生抗体，因此，一般而言，如果是过敏体质，或是有异位性体质的宝宝来说，最好是6个月后才开始采用离乳食品哺喂，但也就是因为采用离乳食品的时间较晚，所以必须要早点赶上进度才行。

最初从米汤开始，一直到饭菜类食物的离乳食品为止，有各种阶段，如料理型态、水分、次数、必须要摄取等。如果从6个月大时才开始采用离乳食品，就需要把这些阶段的间隔缩短一点，然后慢慢地追上其他宝宝的离乳食品进度。一般来说，4个月大小的宝宝会从米汤开始喂食，而到9个月大小就会喂食粥类离乳食品。过敏体质的宝宝就从6个月大开始喂食米汤，并且从9个月大开始喂食粥类离乳食品就可以了。

随着成长，过敏现象会改善

对消化器官还没完全发达的宝宝来说，很容易对食物产生敏感现象，所以才会容易产生过敏，因此，愈早开始喂离乳食品，就愈容易产生更多的过敏反应。另外，如果喂食太多种类的食物，则会产生对更多种食物的过敏反应。所以，如果发现对某种食物有过敏的现象时，就应该将离乳食品延后到6个月以后。至于容易引起过敏反应的食物，我们要以等过了满周岁后、要比其他宝宝再晚一点的心态慢慢让宝宝适应食物。

如果因为对某种食物有过敏的现象，所以无论如何都加以禁止，这是非常危险的想法。满周岁后，随着年龄增长，宝宝肠胃会愈来愈强壮，因此就算之前有问题,，但长大后应该是没什么问题才对。举例来说,，原来对牛奶过敏的宝宝，到了3岁时，大概有95%的会好转，但如果是对花生或是贝类食物过敏时，因为这种症状会持续很久，所以一定要彻底加以排除。

要做成离乳食品日记

与其说为了过敏的宝宝而做离乳食品日记，不如说是为了观察宝宝是否得到均衡的营养而做，这样应该会比较恰当。尤其是如果有看到过敏症状时，首先要做的事情，就是把造成孩子过敏的食物找出来，因此，最少要做到一周内的离乳食品日记，并且将每天吃过的食物仔细记录下来。

料理中所用的材料、时间、所出现的症状及时间、随着时间而产生的症状变化等，都要仔细记录下来。如果能固定完成离乳食品日记，就能大概找到造成过敏的食物，并且将找出来的食物在短期内先加以避免，而且可以把这些记录和医生一起讨论，这是非常好的方法。

产生过敏抗体后，再检视一次

肉类等动物性蛋白质，应该要在满周岁后，身体里已经充分制造出抑制过敏抗体时，才能加以喂食。之前也提过，因为对某种食物有过敏现象，就无条件禁止摄取这种食物，这样很容易造成宝宝营养不良。随着时间的过去，宝宝的肠胃会变强壮，所以就算是之前会发生问题的食物，现在也应该能接受。还有，人体内有种特性，就是如果在慢慢吃一点点的期间，会自然而然对这种食物熟悉。所以，当宝宝已经满周岁，并且体内免疫机制已经成熟时，就以筷子前头可以抓到一点点的分量，试着喂食3天，这时如果有过敏症状，就立刻停止；如果没关系，则可以试着用双倍分量喂食。像这样有耐心地喂食后，就可以慢慢和普通食物混合喂食。

敏锐的宝宝，对于食物的味道也会有反应

对于过敏反应很敏锐的宝宝而言，只要有接触或是闻到引起过敏的食物时，就有可能引起过敏反应。一般来说，食物过敏的反应会在原因物质出现后几小时才会发生。但对于那些非常敏感的宝宝来说，就算是很少的量，也会造成皮肤起疹，甚至是异位性体质的症状产生。哺乳期的宝宝，除了母乳或配方奶之外，大概也没什么吃其他食物的机会，但如果发现宝宝对某种食物过敏时，应该要把状况详细记录下来，并且要详加注意，不要有任何相关食物碰到皮肤，或是让味道跑出来。

观察细微症状

大部分的过敏都是因为食物引起的，妈妈们光是想到应该要摄取营养的宝宝因为过敏而对食物受限制时，应该是一件很令人头痛的事情，但只要多注意有可能引起的食品，就可以让宝宝远离过敏。食物类的过敏，大部分是喂食后几小时，甚至是1～2天后出现的状况比较多。因此，在喂食后要仔细观察好几天，并且确认有没有异常发生。

生的和熟的蛋白质，对引起过敏反应的程度有所不同，所以，不管是什么食物，最好是煮熟后喂食，这样对于预防过敏这件事比较安全。此外，对于过敏体质的宝宝而言，与其买市售离乳食品，不如亲手做，这是因为市售离乳食品，一般都是很多种食物混合在一起。因此，就算很麻烦，还是由妈妈亲手做会比较好。

引起过敏的食物

1.牛奶类：包含牛奶、奶粉、奶油、芝士、酸奶、乳酸菌饮料、吐司、饼干、蛋糕等，还要避免大部分的饼干、白酱、牛肉、羊肉、火腿等。

2.鸡蛋类：要避免鸡蛋、鸡肉、甜不辣、油炸食物、蛋黄酱、荞麦面、拉面、蛋糕、饼干等。

3.豆类：黄豆、黄豆油、豆腐、豆皮、酱油、味噌等，此外要避免豆粉、花生、豆芽菜等。

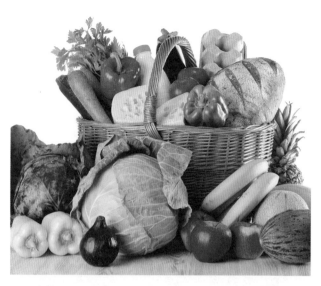

↑ 宝宝进入离乳中期，可以尝试的食物种类变多了，妈妈可以多在烹调手法下功夫，让宝宝吃得开心又健康。

异位性体质与饮食习惯的关联性

异位性体质是过敏症状的一种，这并非单纯皮肤疾病，而是因为体内免疫系统不安定所造成的现象，并且与食物和饮食习惯有密切关联。尤其是明明没有变换环境但还是发生异位性皮肤炎症状时，大部分原因是因为食物所引起的，但也不能因为这样，就无条件排斥引起症状的食物，这样反而会造成因为免疫力降低，使症状更加严重的现象产生。

真正会产生异位性现象，大部分是从吃离乳食品后开始发生的。消化功能尚未完全成熟的宝宝，很容易对食物产生敏感反应，而这样的现象就会造成宝宝过敏甚至更加恶化的状况。因此，如果观察到宝宝有异位性皮肤炎现象时，就要从喂母乳到离乳食品完成期间，采取远离异位性状况的饮食疗法。

离乳食品的正确时间

对于有异位性症状的宝宝而言，离乳食品最好选择最好时机开始，普遍建议平均四个月后才开始离乳食品，采用离乳食品，需要随时注意宝宝的状况并加以喂食。另一方面，妈妈们因为希望宝宝能快点健康长大，因此，容易以肉类或是鸡蛋等高蛋白为主，而这些高蛋白食物，对于消化功能尚未健全的宝宝来说，因为无法完全消化，所以很容易造成发烧、流汗、腹泻、起疹、呕吐等过敏症状。

鸡蛋或肉类等动物性蛋白质食物，最好等到宝宝体内已经有足够过敏抑制抗体后，才开始加以喂食。另外，或许会有妈妈担心光靠母乳宝宝的营养会不够，但在宝宝四个月大之前，就算不喝水，光靠母乳也能提供足够营养。

蔬菜种类多

含有丰富叶绿素、维生素及纤维质的蔬菜，不仅能吸收体内毒素，并将之排出体外。对宝宝来说，初次要吃的离乳食品，以绿黄色蔬菜及谷类最为适合。反之，肉类在消化过程中会产生氮化物，而这种物质会变成毒素，因此，当以肉类为离乳食品材料时，要仔细观察宝宝的状况，如果没发生问题后，才开始加以喂食，而且要一边喂食，一边注意宝宝有无任何异状。肉类是提供宝宝蛋白质的主要角色，在开始喂食肉类时，应该以脂肪较少的瘦肉开始；而如果要喂食肉汤，则要以没泡沫的清澈肉汤为主。

摄取鸡蛋、牛奶的注意事项

鸡蛋和牛奶虽然是非常有代表性的食物，但却也是异位性体质的元凶之一。虽然有异位性症状，但并不需要完全避免这类食物，只要等到宝宝能完全消化吸收这些蛋白质后，我们再慢慢以离乳食品的方式喂食就可以了。

鲜奶一定要等到满周岁后喂食，另外，为了不让肠胃有负担，所以最好先从温热的牛奶开始，等身体慢慢习惯后，才开始喂食冰凉的鲜奶。有些小孩体内并没有能分解牛奶中乳糖的酶，所以喝牛奶后马上就会产生腹泻，对于这样的宝宝，我们可以用豆浆代替牛奶。对于牛奶过敏很严重的宝宝来说，像芝士或酸奶等的乳制品，也尽量不要喂食。

鸡蛋的蛋白及蛋黄各有不同性质，因此，能喂食的时间会稍微不同。因为蛋白比蛋黄更能引发过敏，所以，蛋黄是在离乳中期，蛋白则是离乳后期才开始喂食。

喂食蛋白质要循序渐进

不论是动物性食物或是植物性食物，食物里的蛋白质成分是引起过敏的主要原因。不论是猪肉或是鸡肉等肉类，甚至是在花生、面粉或是玉米中含有的蛋白质成分，都是会引起过敏的元凶。因此，猪肉、鸡肉、面粉之类的东西最好是从离乳中期后才陆续开始喂食。

因为花生引起的过敏很多时候就算长大成人也会持续下去，所以除了要多加注意，最好避免离乳初期便开始试着喂食。与花生性质类似的核桃、板栗等干果类，也有可能引起起疹、低血压等症状。

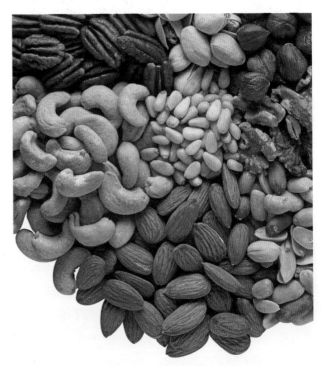

⬆ 掌握好宝宝食用坚果的时机非常重要。

就算是水果，最好是稀释或煮熟

有时也会有橘子、西红柿、水蜜桃和草莓引起过敏的情况。橙汁或是西红柿汁，最好是用水稀释后开始试着喂食，等9个月大后，可以试着喂食煮熟的西红柿，并观察宝宝的反应。

豆腐是安全的蛋白质食物

豆腐含有丰富的植物性蛋白，是一种较少引起过敏的食物，因为比动物性蛋白更容易被消化，所以是初期离乳食品最佳材料。

虽然比较容易认为肉类或是芝士等奶制品才有丰富蛋白质，但土豆或是香菇中也含有丰富蛋白质，所以，宝宝对肉类或芝士产生过敏或是异位性症状时，可以一边少量喂食，一边观察是否对土豆有反应，如果没有任何反应，可以将土豆蒸熟，并且以松软的状态加以喂食，也是一种很好的方法。

到了离乳中、后期，就可以开始喂食较浓稠的粥类，为了让口味更好，会加点芝麻油之类的调味品，但精加工过的油类也有可能引起过敏，这时，与其添加油类，不如在粥里增加绿豆粉之类的食材，这样口感不只会更滑顺，而且味道也会丰富许多。

母乳也需注意

母乳含有免于发生过敏的成分，而这种成分因为会附着在肠黏膜上，所以能防止肠子吸收那些无法分解为氨基酸的特殊脂肪。专家建议，最少喂4个月的母乳，这样就能预防气喘或是异位性体质产生，并且让过敏疾病发生的概率降低，所以，能让宝宝远离过敏及异位性疾病的最好方式就是喂母乳。毕竟母乳里的免疫成分能让宝宝拥有健康体质，并且面对疾病时，也有足够的抵抗力去对抗。

但就算是喝母奶的宝宝，也不代表一定能远离异位性疾病，如果过敏成分流入妈妈的母乳时，宝宝也会产生异位性症状。因此，在喂母乳期间妈妈务必要注意自己所吃的食物，像鸡蛋或是牛奶等容易引起过敏的食物，最好是少吃点。另外，高蛋白食物毕竟也容易引起过敏症状，所以也不能过度摄取。从牛奶中摄取到的钙质，也能从小鱼干或萝卜干取得，因此，与其摄取过多引起过敏的食物，不如寻找能替代的食物并加以摄取。

给宝宝安全的食物

尤其对第一次当妈妈的母亲来说，很容易对市售所谓宝宝专用离乳食品有很高的依赖性。但一般来说，市售离乳食品都很甜，所以，这样不仅无法让小孩享受各种不同味道，并且容易让小孩一直想要吃甜食。另外，市售离乳食品一般都是做成柔细状，因此，对小孩脑部和牙齿发育并没有任何帮助。

使用有机及无添加物等的安全食材来制作宝宝专属离乳食品，而且要做成接近我们常常吃的口味，以及容易消化的离乳食品，这种离乳食品才是最适合宝宝。在选择制作离乳食品材料时，最好是选择在自然环境中长大，还要是当令季节的各种蔬菜，并且添加各种谷类、根茎类、海藻类等，尽量要多样化。另外，最近很热门的议题，就是基因改造食品，在选择离乳食品食材时，最好尽量避免使用到。

避免使用食品添加物

食品添加物大部分都是化学物质，而这些化学物质会被人体认为是异物，并成为引起过敏的原因，在将这些东西代谢出去的过程中，必须消耗大量维生素和矿物质。化学调味料、防腐剂、色素等通通都是食品添加物，而这些食品添加物进入人体后，虽然会通过呼吸器官或是排泄器官加以排泄出去，但也有20％～50％会残留在体内，并且会慢慢累积，因此，对宝宝的戕害只会愈来愈严重。

化学调味料有可能引起宝宝代谢异常，所以一定要避免。最好也要减少喂食加工食品，因为加工食品中含有许多食品添加物，因此，如果用之喂食宝宝，则除了很有可能引起过敏反应外，甚至有可能让宝宝的免疫力变得更差。所以，虽然是很麻烦的事情，但还是请妈妈们多利用天然的调味料。

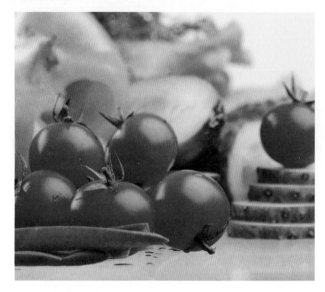

↑ 妈妈应让宝宝喜欢食物的原味。

替代性料理

宝宝肉类或乳制品根本就不能碰，水果或是蔬菜也要小心翼翼地试试看，妈妈们遇到这种问题时，应该只能摇头叹气吧！会引起异位性疾病的食物不只是一两种，为了避免这些，又有可能造成营养失衡，以及偏食的习惯。因此，开发出替代性料理，就成为妈妈们刻不容缓的议题。

虽然说肉类蛋白质很危险，但像豆腐之类的植物性蛋白质，除了消化吸收率比较高之外，对过敏的反应也比较低。

家里的食物
也不一定完全安全

一般人很容易认为，在家里做的食物一定安全，但如果妈妈常常使用化学调味料，或是料理包时，早晚会刺激到宝宝敏感的肠胃。小孩对口味的喜好，会被宝宝时期常吃的味道所左右，因此，最好是减少强烈又刺激的味道，尤其对有异位性症状的小孩来说，最好避免化学调味料、料理包或是加工食品。

料理简单化

考虑到宝宝的消化能力和营养成分后，最好是让料理过程简单化，尽量发挥原食材的口味和口感，并且如果能生吃的话，以剁碎或是磨细的方法喂食，宝宝更容易吸收。而为了帮助消化，也可以用蒸或是煮的方式，而对满周岁前宝宝而言，最好少用油，并且尽量以水煮的方式料理。

喂养母乳

母乳对宝宝来说，是最完美的营养素。母乳的优点，实在是无法一一列举出来，目前的研究显示，喂母乳的优点还在不断地被发现中。而从预防过敏这点来看，也没有比母乳更安全的东西。

和喝配方奶的宝宝相比，喝母奶的宝宝过敏现象会降低许多。母乳里含有一种叫做免疫球蛋白的成分，能让宝宝制造肠内黏膜，并阻止吸收引发过敏的物质。所以可能的话，尽量以母乳代替配方奶，来预防宝宝发生过敏。而且通过喂母乳所培养出来的免疫力及健康，会影响到孩子一辈子的健康。

宝宝的棉被

对于不能走路的宝宝来说，日常生活中有一半时间是和棉被一起度过的，而在这个时期，宝宝不只是会流很多汗，而且因无法自行上厕所，很容易造成被子受到污染，而这正是培养细菌的温床。这样的环境会成为引发过敏的原因，所以，不只是要把被子洗干净，而且要选择日光充足时把被子拿到室外彻底地晒太阳。

但是，如果是在花粉季节时，收棉被的同时，利用吸棉被专用的吸尘器吸头把附着在棉被上的花粉彻底清除干净。如果是对花粉过敏的宝宝，则应该把棉被放在室内晒干。

目前有许多棉被经过特别抗菌处理，或是有专为异位性体质宝宝使用的棉被，所以，如果宝宝的症状比较严重时，应考虑这种含有特殊纤维的棉被。但这种棉被，也要特别注意洗涤方式。

向阳的房间较好

阳光不容易照射而且不容易通风的房间，是虫子容易繁殖的温床。将阳光充足的房间做为婴儿房，并且尽量以天然或是亲环境的建材作为装潢宝宝房间之用。而这样的环境，对于还不能出去的宝宝来说，不仅是提供日光浴的机会，并且能阻止易引起过敏的虫类侵入。

彻底清洗冷气滤网

在冷气里产生的霉菌如果散布在房间时，就会变成引起过敏的原因。在使用冷气前，先把滤网洗干净，或是用吸尘器把霉菌吸出来，然后将窗户打开约一小时，让受污染的空气能往外流通出去。电风扇的使用也是同样的道理，将电风扇各个地方用清洁剂仔细洗干净后再使用。

预防过敏的实践原则

1.养成规律的睡觉起床生活。

2.尽可能减少灰尘等脏东西，甚至要避开。

3.为了培养抵抗力，要让小朋友养成运动习惯，而且与医生讨论，并积极参与治疗。

4.不要吃太多。

5.尽量避免冰激凌或是冰凉饮料。

6.把地毯拿掉，而且多注意家里面的清洁卫生。

7.不要在家里养宠物。

8.为了让阳光能照射进来，尽量把窗帘打开，并且要让室内通风。

9.棉被一定要在太阳底下晒过。

10.冷气或是除湿气的滤网，因为是培养霉菌的温床，要彻底清洁管理。

仔细打扫婴儿房

宝宝对于灰尘、虫子或是病菌之类的抵抗力还很弱，因此很容易引起过敏。所以，对婴儿房而言，要更加注意环境维护，就算是眼睛看不到或是碰不到的角落，也要仔细打扫干净。

对于家具后面的灰尘，可以将报纸用水沾湿，然后固定在长长的棍子上，这样就可以很轻易地将灰尘清除。报纸对于清除窗户灰尘也很有效，如果用沾湿的报纸擦窗户，不只是把脏东西清干净，甚至还有亮光的功效。

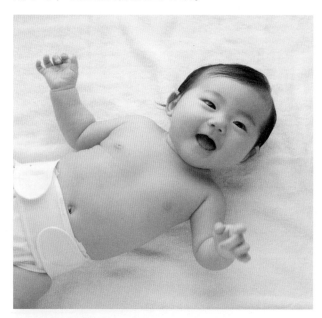

⬆ 向阳的房间对宝宝较好。

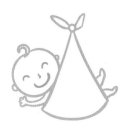

发烧

宝宝发烧了！多半是病毒或病菌感染所引起，像是感冒、流感、尿道感染等情形，在宝宝1岁之前，很容易出现发烧情况。除此之外，若是宝宝年纪较大了，爸妈可以观察孩子的活动力，若是没有合并其他病症，其实不用过度担忧。

测量体温的正确方式

宝宝发烧要如何判断？这是许多新手爸妈首先必须学会的事情。过去常使用传统体温计测量宝宝的肛温，但是近年来发现，传统体温计含汞，因此遭到全面禁用，过去的方法已不适用，目前普遍以耳温枪作为测量宝宝体温的主要工具。

爸妈每次测量宝宝耳温，最好两耳都要进行测量，尤其若是两边耳温相差0.5℃以上，应以耳温高的一耳为结果依据。刚出生的0～3个月宝宝，由于耳壳较小，血管收缩相当敏感，这样的情况很容易影响测量结果，有可能因为宝宝吹了冷风引起血管收缩，而使得测量结果失准。较好的测量方式是，爸妈将耳温枪放在宝宝背部测量。无论是耳温还是背温，只要超过38℃以上即为发烧，一旦出现发烧现象，爸妈应带宝宝立即就医，以免延误病情。

虽然发烧症状不可轻视，但爸妈也要注意一种情况，若是宝宝测量出来的温度仅是偏高，未超过38℃，很可能是衣服穿得太多所导致。通常在宝宝大哭之后、穿太多衣服或吹过冷风等情况，测量耳温的结果都会失准，这时爸妈最好先想办法安抚宝宝的情绪、减少衣服件数以及使宝宝回温，等宝宝情况较为缓和之后，半小时后再测量一次。

不过，若是宝宝量得的温度高于38.5℃，这时爸妈需特别注意，最好立即送医。因为宝宝穿得再厚、再多，体温通常不会超过38.5℃，若是测量结果高于此，很可能是感染的可能。

观察宝宝的不适症状

知道宝宝发烧后，很多爸妈会在第一时间送医，或是急着给宝宝服用退烧药，其实，更好的处理情况应是仔细观察宝宝的不适症状再作下一步决定。发烧是生病的警讯，同时也是人体免疫机制的正常反应，当受到病毒或细菌入侵时，人体会自动将体温提高以杀死病毒、病菌，所以，发烧其实正是人体免疫系统为了杀菌所产生的自然防御机制。明白这个道理后，爸妈面对宝宝发烧才不会急着给宝宝吃特效药，或是赶快跑去挂急诊。

出生3个月以内的宝宝，首日发烧便达40℃或是烧退之后再度发烧超过39℃并延续2天以上等情况，爸妈遇到宝宝出现上列情况都应该立即送医，以免造成延误。但若是这些症状以外的，很可能是因为病菌或病毒感染造成的，部分病菌或病毒具有潜伏期，即使立刻送医，医生未必可以马上从发烧症状来正确判断疾病，遇到这种情况时，医生多半会以症状治疗及观察为原则。

举例来说，宝宝若是感染上玫瑰疹，典型症状就是反复发烧3～5天，虽然宝宝发烧时会感觉不适，但只要烧退了，又会恢复活力。像是这类情况，若是爸妈了解原因，便可以避免过度担忧，因此，爸妈最好学习观察及掌握送医信息，才能妥善处理宝宝的发烧情况。

许多疾病都会引起宝宝发烧症状，其中包含婴幼儿期常见的感染，像是流感、上呼吸道感染、肠胃炎、肠病毒、轮状病毒以及疱疹病毒引起的口腔炎等疾病，都可能并发发烧。玫瑰疹、川崎氏症或是细菌感染造成的中耳炎、扁桃体发炎和肺炎等，也可能产生发烧症状。

掌握就医的最好时机

发烧症状为出生3个月以内的宝宝，或是首日发烧便达40℃、烧退之后再度发烧超过39℃延续2天以上，这三种情况应该立即送医。宝宝满3个月大之后，爸妈可以仔细观察宝宝退烧之后的精神状态，是否伴随其他症状，像是咳嗽、呕吐、腹泻、嗜睡等，若是同时出现这些症状，应立即送医。若是宝宝退烧之后精神状态良好，可以先观察一两天，若是再度发烧，只要体温仍在39℃以下，可先退烧后再继续观察。

有一点，爸妈要特别注意，由于新生儿免疫系统还未发展完全，如果产生发烧症状，只要超过38℃最好立即送医。在宝宝3个月大以后也不可掉以轻心，若是发烧超过39℃，同时合并食欲差、倦怠、嗜睡等症状，有10%已上的概率可能是严重的感染所引起，像是尿道感染、脑膜炎、败血症等。出现严重感染时，医生通常会建议住院检查来确认病因。

发烧症状持续要当心

病毒感染引起的发烧症状通常2~3天会消退，若是症状陆续超过3~5天，可能伴随细菌感染、中耳炎以及肺炎等症状，宝宝身上出现这种状况，应查明确切原因。另外，像是蚊虫叮咬造成的伤口感染、蜂窝性组织炎等都会引起发烧，宝宝伤口若有红肿热痛现象且合并发烧时，极有可能是细菌感染所造成的，最好迅速就医。

宝宝的发烧症状如果长达3~4天以上，还合并头痛、呕吐的症状，可能是脑膜炎的表现，而肠病毒感染则可能并发脑炎，使宝宝脑压上升，以上种种情况都提示爸妈要提高警觉。若是宝宝合并其他症状，造成活动力变差、昏睡等，绝对要把握就医时机，不可延误。

综观宝宝的情况，一般而言，若是病毒感染引起的病症，大约3天至1周内可以痊愈，若是发烧持续1周没有改善，或是退烧后仍然还有咳嗽、呕吐以及腹泻等症状，建议返诊检查确切原因。宝宝生病通常都是以症状治疗为原则，但若症状持续1周以上，例如虽然已退烧，但一直咳嗽，也可能演变成支气管炎。

宝宝感冒、咳嗽超过1周，也有可能是霉浆菌感染，霉浆菌感染虽然好发在2~5岁的宝宝身上，但只要用对药，情况通常能够获得改善。

发烧不会烧坏脑袋

在一般的观念中，很多爸妈因为担心宝宝发烧会烧坏脑袋而总是急着退烧，其实"发烧会烧坏脑袋"是一种错误的观念，即便宝宝发烧到40℃，发烧症状也不是造成宝宝脑部受损的元凶。在过去医疗观念普遍不发达的年代，因为不明白引起宝宝高烧不退的原因，民众才会误以为发高烧会烧坏脑袋。正确来说，当人体受到感染，体温便会上升，若是细菌或病毒跑到脑部引起脑膜炎、脑炎等病症时，就可能会造成脑部功能受损，也就是一般民众俗称的烧坏脑袋。

轻微发烧可采用物理性退热方式

爸妈应确实了解退烧药物的正确使用方式，同时观察孩子的情况来进行判断，若是宝宝出现体温偏高的情形时，活动力依然良好，食欲也不差，爸妈此时可不必急着让宝宝吃药退烧。举例来说，若测得宝宝的体温是37.8℃，可利用多让宝宝补充水分、减少穿衣的件数，或是将环境温度调低、让宝宝泡温水澡等方式，来帮助舒缓体温偏高的不适感。

宝宝在半夜出现发烧症状通常最令爸妈头痛，这个时候，爸妈可以记下宝宝发烧的时间、体温，同时给予退烧药，再进一步观察宝宝的症状反应，不必赶在半夜带宝宝挂急诊。简单来说，轻微发烧可考虑采用物理性退热方式，包括退热贴或水枕都是好方法，但出生6个月以下的宝宝不建议使用冰枕，容易引起头部温度过低，进而会对宝宝产生不良影响。

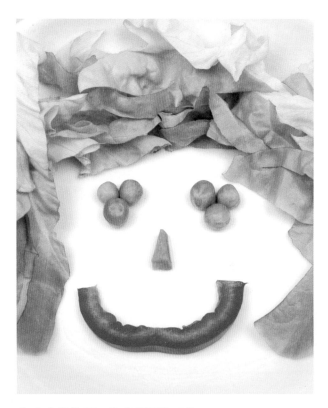

↑ 宝宝发烧后，饮食需要作调整。

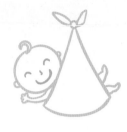

新生儿容易罹患的疾病

宝宝产生异常状况时，应当实时治疗，下面将介绍新生儿容易罹患的疾病特征和治疗方法。

手足痉挛的原因与症状

手足痉挛的特点，在于每次呼吸时，都会发出类似于公鸡鸣叫的声音，其中，以早产儿发生手足痉挛的概率较高。早产儿或者妈妈患有糖尿病的新生儿最容易发生手足痉挛，有一部分吃奶粉的婴儿可能会在出生7～10天发生痉挛。当肠胃出现吸收障碍，导致钙和磷的吸收率降低时，也容易发生痉挛。这种痉挛表现于全身，手腕和大拇指向内侧弯曲，脚掌呈杯状，脚趾难以伸宜，吸气时发出像公鸡鸣叫的声音，还容易导致窒息。

手足痉挛的治疗与预防方法

产生手足痉挛是因副甲状腺功能不全所致，只要给宝宝喂添加钙的特殊调制奶粉，经过2～3周即可治愈。手足痉挛与缺钙有关，因此需要补充钙质，但这时可能会影响心脏功能，所以必须经常进行听诊器和心电图检查。

低血糖症的原因与症状

新生儿罹患低血糖症，意识会变得模糊，并产生痉挛。早产儿或低体重儿会因为缺乏储藏的肝糖而出现低血糖症状。另外，当妈妈患有糖尿病时，宝宝血液中含有分解糖分的胰岛素分泌较多，进而导致血糖含量降低。症状是脸色苍白，经常将吃进去的食物呕吐出来，严重时身体颤抖、呼吸困难、皮肤苍白、全身痉挛。

低血糖症的治疗与预防方法

血液内的葡萄糖含量少，脑功能容易产生障碍，进而导致疾病。这时，应当详细地记录宝宝的症状，然后带宝宝到医院检查，做出准确的诊断。

先天性喉鸣的原因与症状

先天性喉鸣的特点，在于呼吸时总会发出"嘎嘎"的声音，偶尔会出现呼吸困难的现象。先天性喉鸣是新生儿常患的疾病，因声带过分松弛，会厌部（Epiglottis）柔弱或气管狭窄而引起。吸气时能听到喉鸣和"嘎嘎"的声音，有时会出现严重的呼吸困难。

先天性喉鸣的治疗与预防方法

新生儿很容易罹患此种疾病，不过大部分能痊愈，所以不必采取专门措施。一旦诊断为先天性喉鸣，就要持续地观察宝宝的状态，宝宝俯卧时，呼吸会变得容易，"嘎嘎"的声音也会减轻。不过为了安全起见，还是应当接受专业医生的检查，确认是否有其他疾病。

先天性胆道闭锁症的原因与症状状

先天性胆道闭锁症的特点是，常伴有黄疸、尿液呈黄色。先天性胆道闭锁症是指因为没有形成胆道，胆汁无法排到肠道而处于停滞状态，继而对肝脏造成损伤，它会使黄疸症状持续，大便呈白色，发展为肝硬化后会导致死亡，是一种非常可怕的疾病。如果患病时间过长，还会出现消化障碍，大便呈白色是因为大便中没有胆汁。

先天性胆道闭锁症的治疗及预防方法

这种疾病如果不及早治疗，黄疸会逐渐严重，危及健康，应当抓紧时间确诊疾病并实施手术。新生儿的大便如果呈白色，就应当立即到医院检查。

鹅口疮的原因与症状

鹅口疮是口中出现白色斑点的疾病，需要涂抹药物，并时刻保持口腔清洁。鹅口疮是由白色念珠菌引起的口中长白斑的疾病，早产儿、身体虚弱和免疫功能低下的婴儿容易患此疾病，如果疏忽新生儿口腔清洁，或者奶嘴、奶瓶消毒不彻底，也容易患此病。症状的表现为口中长着许多白色斑点，有疼痛感，斑点脱落时会出血，口中的霉菌有可能流入肠道，引起腹泻。

鹅口疮的治疗及预防方法

到小儿科检查后，一旦确诊为由霉菌引起的鹅口疮，就应该按照医生的指示在宝宝的口腔中涂抹制霉菌素（Mycostatin）或龙胆紫等治疗药物。在家中给宝宝洗澡时，要用柔软的纱布浸水后擦拭其口腔。平常还要严格地将奶瓶和奶嘴进行消毒，妈妈要时时刻刻保持双手的清洁。

肚脐疝气的原因及症状

肚脐疝气是部分肠子向肚脐部位凸出，大部分在1年内会逐渐好转。宝宝出生7～10个月时，脐带脱落后，就会长出正常的肚脐。这时，部分新生儿因为肚脐部位的肌肉柔弱，肚脐不能完全愈合，在皮肤及肌肉附近留下小孔，部分肠子挤过来并向肚脐部分凸出，这就是肚脐疝气。症状表现为肚脐部位的皮肤上有硬币大小的凸起部分。

肚脐疝气的治疗及预防方法

当肚脐疝气严重，或持续1年以上，凸出部分中有肠子时，应当接受专业医生的检查。如果肚脐有疝气症状，应当前往医院就诊，并定期检查。

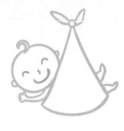

早产儿易患的疾病

早产的婴儿，罹患各类疾病的概率均高于正常生产的新生儿。比预产期提前得愈早，早产儿发病的概率就愈高。所以，早产儿往往需要接受专业医生的精密检查和治疗。

暂时性呼吸增快的原因和症状

暂时性呼吸增快是因呼吸困难综合征而引发的症状，在2~3天内能够恢复。早产儿因为肺部还没有成熟，因此容易发生呼吸困难综合征。有些会在出生2~3天内感到呼吸困难，每分钟呼吸次数达60~100次，这就叫暂时性呼吸增快（Transient tachypnea of the newborn）。正常情况下，2~3天后会自然恢复。

暂时性呼吸增快的治疗及预防方法

帮婴儿静脉注射葡萄糖和电解质溶液，并进行人工氧气呼吸，2~3天就可痊愈。

败血症的原因和症状

早产儿免疫功能低下，发生败血症的概率比正常婴儿高出3~4倍，需要使用抗生素进行治疗。细菌进入血液中，引起低血容量性休克，及破坏主要脏器功能的疾病，称为败血症。罹患败血症时，人体会出现呕吐、腹泻、腹部胀满、呼吸困难、发烧等症状。

败血症的治疗及预防方法

如果采用了适当的抗生素，在细菌感染早期进行治疗，就不会造成太大的问题。但如果感染了毒性强的细菌，即使是采取抗生素治疗，仍有危险。

脑膜炎的原因和症状

脑膜炎特点，在于婴儿精神不振，疾病发作时伴有高热。早产儿的免疫系统尚未成熟，尤其是在28周之前出生时，没有从母体中获得抗体，因此出生前、后都容易被感染。脑脊髓膜炎，是指围绕着脑和脊髓膜出现发炎症状，表现症状为精神不振、呼吸困难、发烧等。

脑膜炎的治疗及预防方法

如果是感染概率高的早产儿，为了防止细菌繁殖，应当预先注射抗生素。医院通过抽取婴儿的血液、尿液或脑脊髓液来判断是否感染。细菌引起的发炎症状要利用抗生素来治疗，按照细菌和感染程度的不同，应使用不同的抗生素。

贫血的原因和症状

孕产儿在出生前体内没有足够的铁质，因此必须单独供应铁质。否则，在出生后6个月之前容易因铁质不足而罹患贫血。早产儿红血球寿命短暂，所以容易罹患贫血。如果婴儿和妈妈的血液分属不同血型，情形会更加恶化。婴儿出生后的1周内制造新的红血球，但如果是早产儿，医院为了检查会经常抽血，因此需要输血。

贫血的治疗及预防方法

早产儿通常采用输血治疗，也可以使用制造红血球的红细胞生成素。体重在2~5千克以下的早产儿，需要从出生8周起连续3~4个月摄取铁，每千克体重摄取1~3毫克。

新生儿黄疸的原因与症状

宝宝罹患新生儿黄疸，特点为脸和眼睛呈黄色，如果是生理性黄疸，会在出生后10天左右自行消失。出生1周左右，宝宝的皮肤和白眼珠部分呈黄褐色的症状就是"新生儿黄疸"，皮肤和眼睛在胆红素的色素作用下变黄色。即使是健康的新生儿，也容易罹患黄疸。正常婴儿罹患的黄疸称作"生理性黄疸"，一般会在出生后3~5天内发生，7~10天后就会消失。

引起黄疸的胆红素大多来自血液的红血球，新生儿因为红血球容易破裂，所以会生成大量的胆红素，这些胆红素应由肝脏去除，然而新生儿肝功能尚未成熟，因此，即使身体健康也容易罹患黄疸。不过，有些黄疸却可能是由败血症、肝炎、内出血等引起的，因此需要仔细地检查。

新生儿黄疸的治疗与预防方法

母乳喂养的宝宝如果罹患黄疸，症状有时会持续10天以上，这时应当在接下来的1~2天里中止哺乳，观察黄疸是否由母乳引起。如果停止喂奶后黄疸痊愈，就表示是"母乳黄疸"。因为喂母乳期间，宝宝肝脏中能够去除胆红素的脂肪酸成分会增加。"母乳黄疸"并不是因为母乳不良所致，所以婴儿痊愈后仍须继续哺乳。

新生儿罹患黄疸后，并不是都能够自行痊愈，如果黄疸是在出生后24小时之内出现，或持续10天以上，黄疸数值超过14毫克/分升，则有可能是疾病性黄疸。这时需要带宝宝到小儿科检查，确认原因和程度，并立即采取救治措施。治疗黄疸的方法有药物治疗、强烈的荧光治疗、光线治疗，以及交换输血等。

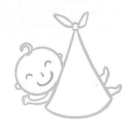

小儿科疾病

月龄满6个月后，宝宝的免疫力下降，这时大部分的宝宝都会罹患一些疾病，于是经常出入小儿科。即使是常见的疾病，如果出现异常症状，也最好去医院接受检查。下面就让我们了解常发生在宝宝身上的小儿科疾病，以及适当的治疗和预防方法。

感冒的原因和症状

感冒是昼夜温差较大时，容易罹患且最常见的小儿疾病。婴儿免疫力差时，还有可能发展为中耳炎、支气管炎、鼻窦炎等合并症，因此需要及时地治疗和严格地预防。

感冒是发生于呼吸器官的代表性疾病，又叫鼻咽喉炎，由病毒引起，主要发生于鼻腔和咽喉。感冒症状表现为发烧、咽喉肿胀、流鼻涕、咳嗽，有时同时出现上述症状，有时则依次出现。

对婴儿来说，感冒不仅是呼吸器官的疾病，还会伴随着呕吐、腹泻等消化器官的疾病。在几百种感冒病毒中，如果感染了随着天气转凉而出现的轮状病毒，就会同时对呼吸器官和消化器官产生影响。除了感冒症状之外，还会因厌食、腹泻、呕吐而引起脱水，让婴儿筋疲力尽。

感冒的治疗及预防方法

如果体温超过38℃，可以用温水浸过的毛巾进行按摩以降温，鼻子堵塞严重时，可以用加湿器将室内湿度调整到50%～60%，使鼻子通畅。如果利用棉花棒或鼻吸入器等吸鼻子有可能会伤及鼻黏膜，建议不要经常使用。咳嗽是释放体内有害细菌的信号，因此不应该未经医生指示而给宝宝使用止咳的药物。

如果咳嗽不停，有可能导致水分缺乏，要多喂宝宝麦茶或运动饮料，以补充水分。当同时伴有腹泻或呕吐等消化器官疾病时，要喂少量米粥之类易消化的食物。如果大量出汗湿透内衣，应该擦净汗水，并经常更换衣服。

对宝宝而言，预防感冒是最重要的。帮宝宝穿上多层薄衣服，以利于体温调节；从外面回来后要洗净手脚。

肠炎的原因和症状

由轮状病毒引起，通常有发烧症状，同时出现呕吐和腹泻等，分为病毒性肠炎和细菌性肠炎。经常发生在新生儿身上的肠炎大部分为病毒性肠炎，其中最普遍的就是假性霍乱，假性霍乱是由轮状病毒引起的疾病，从初秋时节开始肆虐。

通常由沾有细菌的衣服、玩具和食物传播，患了肠炎后，通常会先发烧，紧接着开始腹泻和呕吐，症状严重时还会在腹痛的同时伴有腹泻和呕吐，并可能引起脱水，甚至会威胁生命。

起初呕吐的是摄取的食物，症状严重后将吐出混有胆汁的绿色胃液，几小时后开始腹泻。吃奶的婴儿会排出白色像淘米水的粪便，腹泻持续2~3小时，如果在这期间未摄取到足够的水分，则很容易引起脱水症状。发生脱水时，婴儿脸色苍白、唾液干涸、尿液量显著减少，而且哭泣时不见眼泪。

肠炎的治疗及预防方法

肠炎因为伴随着发烧，容易使妈妈误认为是单纯的感冒。发烧严重时，应当先用退热剂降温。如果宝宝吐出退热剂，可以尝试使用栓剂。使用栓剂和服用口服药一样，都要掌握恰当的量。如果用药后发烧症状依然严重，可以用30℃左右的温水擦拭全身。

呕吐和腹泻严重时，容易引起脱水，因此应当经常喂电解质溶液。另外，需要按照专业医生的指示，小心地喂宝宝母乳或米粥、运动饮料、大麦茶、利于治疗肠炎的特殊奶粉等食物，以补充营养。腹泻可能会使婴儿臀部溃烂，因此应当时时刻刻保持其肌肤清洁。

肠炎有很强的感染性，因此预防很重要。平日要勤洗手，并保持环境的清洁。接触过腹泻的婴儿后，必须立即洗手，尤其是换完尿布之后，应用肥皂洗手。此外，要认真地清洗宝宝的手和脸，经常给宝宝更换衣服并要细心地洗涤。

中耳炎的原因和症状

中耳炎是感冒的代表性并发症，会出现39℃高烧，同时宝宝表现得异常烦躁，经常将手放到耳朵附近，如果摸他的耳朵，就会放声大哭。大部分中耳炎是感冒的并发症，过敏性鼻炎或周围的各种有害物质，也有可能引起中耳炎。据统计，80%的婴儿在3岁前都曾罹患过中耳炎，中耳炎发生率会如此之高，是因为婴儿耳中的耳管长度比成人短，且比较直，因此细菌可以长驱直入引起感染。

当受到感冒、过敏、香烟气体等刺激，耳管浮肿时，耳管功能就会被削弱并引发中耳炎。患中耳炎后，婴儿会持续39℃以上的高烧，夜间尤其显得烦躁，吃奶后会吐出来，摸耳朵时会大哭。当鼓膜破裂或转化为慢性疾病时，耳朵中会流出脓水，出现听力下降的症状。

中耳炎的治疗和预防方法

罹患急性中耳炎时，应当立即到医院接受治疗。医生通常会使用适当的抗生素、消炎剂、抗组织胺剂等进行治疗。治疗需要2周以上的时间，其间即使是高烧退去，疼痛消失，也不能立即停止，否则最终将发展为慢性中耳炎，严重时还会损伤听力。中耳炎复发的概率较高，罹患感冒时，必须接受医生的诊断。

肺炎的原因和症状

患肺炎通常是因为感冒、麻疹、百日咳的二次感染所致。除了发烧和咳嗽外，还会引起高烧和呼吸困难。肺炎是因为肺部感染而产生发炎，是一种比较严重的呼吸器官疾病。肺炎大多由病毒引起，也可能由支原菌（Mycoplasma bovis）引起。不满两岁的婴儿通常都是第一次罹患肺炎，但婴儿患感冒、麻疹、百日咳等疾病后也可能会引起肺炎，因此对待婴儿肺炎要采取审慎态度。

发烧、感冒等肺炎主要症状与感冒相似，但高烧和呼吸困难症状却和感冒的不同。罹患肺炎时，婴儿呼吸困难，呼吸次数每分钟超过50次。每次呼吸时鼻子都会一张一合，脸和嘴唇、手指、脚趾变得苍白。

有些婴儿会出现腹泻、痉挛症状，变得毫无气力、食欲不振。罹患病毒性支气管炎时，会突然出现恶寒，身体温度会升至39～40℃。刚罹患肺炎时，症状较轻，起初可能会被误当成感冒治疗，几天后才能诊断出肺炎。到小儿科医院检查时，如果医生怀疑为肺炎，可能会拍摄x光片或建议你带宝宝到大医院检查。

肺炎的治疗和预防方法

宝宝罹患肺炎后，大部分的妈妈认为必须住院治疗，其实并没有这个必要。不过，疾病种类繁多，症状也大相径庭，最好听取医生的建议。有些父母给宝宝吃药时，如果症状有所好转，就会停止服用，这种做法并不好，药物必须吃完一定疗程才能奏效。有一种预防针是肺炎预防接种，但这种预防针只能预防肺炎球菌引起的肺炎，并非对所有种类的肺炎起作用。

因此，通过预防接种来预防肺炎不是绝对可靠。如果是病毒性肺炎，可以在医院经过治疗后痊愈。虽然没有预防肺炎的完善方法，但良好的生活习惯无疑是非常有益的。经常洗手洗脚，充分休息，吃有营养的食物，可以预防换季时的呼吸器官疾病。

扁桃体炎的原因和症状

扁桃体炎是感冒的并发症，产生发炎症状后，会引起吞咽食物困难。当发展为慢性扁桃体炎并导致扁桃体肥大时，应当进行手术治疗。急性扁桃体炎通常由感冒的二次感染，和细菌的直接感染引起。罹患热感冒时，颈部容易肿大，并产生发炎。婴儿罹患中耳炎时，扁桃体也可能严重地肿大。罹患急性扁桃体炎时，颈部疼痛，吞咽食物时有疼痛感，而且全身麻痛发烧。

如果扁桃体炎发病频繁，导致扁桃体增大，就会堵塞婴儿的鼻孔。这时，婴儿只能用嘴巴呼吸，无法熟睡，成长速度也较同龄者缓慢。有时，婴儿会出现鼻后腔滴流，使中耳炎反复发作，还可能引起呼吸停止症。

扁桃体炎的治疗和预防方法

罹患扁桃体炎时，要使宝宝保持镇静，摄取充足的水分，喂柔软的食物。当出现发烧或肌肉疼痛时，可以使用抗生素治疗。但是，如果因为反复的热感冒使疾病慢性化，那么很容易造成扁桃体肥大。

婴儿因扁桃体增大而常罹患中耳炎或急性病毒性鼻炎，以及因扁桃体引起齿列异常时，或者因频繁的扁桃体炎引起发育障碍时，需要进行手术治疗。随着年龄的增长，扁桃体将变小，满3～4岁前不宜手术。

异位性皮肤炎的原因和症状

这是随着各种公害和快餐文化的泛滥，而增加的代表性过敏性皮肤疾病。多发生于干燥性皮肤，特点为易产生角质、皮肤发热溃烂、伴有瘙痒。发生异位性皮肤炎大体上是食物过敏原（诱发过敏的物质）和霉菌等环境性因素造成的。对两岁之前的婴儿而言，食物是重要的诱因，过敏原大量存在于牛奶、蛋白、花生、面粉、橙子等食物中。

4～5岁之后，环境性因素发挥出更大的作用，除了煤烟之外，日常生活中经常接触的尘螨、动物毛、花粉、细菌、病毒或真菌类等感染都可能成为病因。其他还包括遗传因素、心理压力等，有时多种因素会同时发挥作用。

异位性皮肤炎的代表性症状，是先出现瘙痒的红色斑点，然后出现水疱，再出现流脓水的痂。周岁前多出现于两颊、颈部、头部、耳朵上，周岁之后多出现于手臂或小腿等明显的部位，3～4岁时移至手臂内侧、膝盖内侧、耳朵下侧等褶皱部位。如果宝宝因为无法忍受瘙痒而不断抓抠，会因为二次感染出现发炎，并流出脓水。反复经历这些过程后，将导致宝宝的皮肤愈来愈厚，而且变得粗糙。

异位性皮肤炎的治疗和预防方法

治疗异位性皮肤炎最基本的方法就是保持皮肤的清洁。皮肤上的杂质愈多，瘙痒愈厉害，因此流汗时要及时用湿毛巾擦净，或给宝宝简单地淋浴。可以用温水帮宝宝洗澡，最好在10分钟之内结束，建议使用异位性皮肤炎专用洗涤剂，不要用澡巾来刺激宝宝的皮肤。沐浴后，在水分挥发之前，要充分涂抹保湿霜。

宝宝处于婴儿期时，喂母乳比牛奶好，像蛋白、奶酪、面粉等食物尽量在满周岁之后再喂。此外，去除引起异位性皮肤炎的环境性因素也很重要。为了防止尘螨和细菌的繁殖，应尽量避免使用地毯及窗帘，寝具要经常用热水清洗，并在阳光下快速晒干。瘙痒严重时，可使用缓和瘙痒症状的软膏，但为了避免药剂的副作用，必须严格遵循医生的处方和指示。

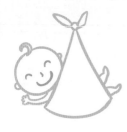

安全意外处理法

当宝宝成长到可以自己活动的时候，妈妈一定要时时刻刻关注宝宝的举动。因为，一转眼的时间，就有可能发生意外。

手指甲脱落

新生宝宝的手指甲和脚趾甲，因为是在出生前最后几周才发育完成，又薄、又尖、又软，所以很容易因为小的碰撞或勾到衣物就出现断裂、脱落的情况。婴儿的指甲又薄又尖，即使受到很小的撞击也容易脱落。当伤口出血时，要用经过消毒的纱布紧紧地按压止血。如果指甲掉了一半以上，要立即去医院。紧急处置的方法，首先要对指甲脱落的部位进行消毒，紧紧地按压翘起的指甲，然后用创可贴缠住，只要止住流血，脱落的指甲会在3~4天之内重新黏合。

手指被门缝或床缝夹伤

开始会坐、会爬、会站之后的宝宝，活动范围开始扩大，手指被夹伤的危机也不再仅存于床缝，举凡门缝、窗缝、抽屉缝，各种家具、生活用品或电器的细小孔径及缝隙，都可能成为宝宝探索的目标。婴儿手指被夹后，如果手指无法动弹、疼痛得大哭大闹、手指不自然地弯曲，则有可能是骨折，可以用夹板固定后去医院治疗。有时候一开始正常，但几天后受伤部位红肿或变青，这时或许是肌肉损伤，同样也需要去医院进行治疗。

手指被夹伤后，要用流动的水冲洗患处，如果伤势不是太严重，只要患处温度降低后，就会好转。但是，如果患处愈来愈肿，或活动患处时伴随有剧烈的疼痛，就应当用铅笔或筷子等物品固定住手指，以避免手指活动，然后立即去医院。如果婴儿的手指太小，无法使用夹板，也可以用冷湿布紧紧地缠住。

触电

日常居家环境中，为了整体空间美观，插座的位置通常设计在墙缘下方或隐身于地板，刚好是宝宝触手可及的探索范围。家长应该积极防止宝宝拉扯电线，或向插座孔内塞进手指等触电事故的发生。因触电导致休克时，应呼叫救护车，并立即帮宝宝心脏按摩，当出现皮肤变黑、溃烂等火烧痕迹时，也要即刻去医院。触电造成的火伤通常深及皮肤里层，多数会留下疤痕，如果宝宝大声哭嚎或没有火烧痕迹，就不必过分担心。紧急处置的方法是，当受伤部位像火烧一样变黑或者皮肤溃烂时，就有感染的危险，不要去触碰，利用冰袋等降低伤口温度以后，用纱布缠裹，防止宝宝用手抓抠，然后立即去医院。

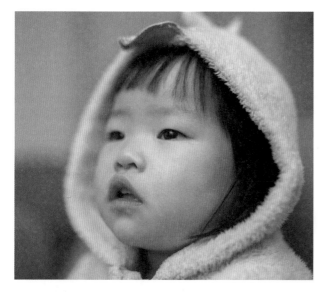

⬆ 宝宝受伤后，除了立即紧急处理外，更重要的是安抚其情绪。

碰撞坚硬物，皮肤出现裂口

当出现裂伤时请遵循"冲、擦、敷、看"四步骤，即先以生理盐水或干净的水冲洗伤口，然后用纱布或消毒棉花以"沾点"方式擦拭，敷上消炎药膏或人工皮亲水敷料，逐日观察伤口愈合状况。出现裂伤时，伤口部位会流血、流脓，如果对伤口置之不理，几日后会溃烂流脓。这不仅会增加日后治疗的难度，而且治愈后也会留下疤痕，所以，即使是很小的裂伤，如果出现在脸部，或伤口长度在7毫

米以上，就应去医院治疗。当伤口部位沾有泥土，或比较肮脏时，首先要用流动的水清洗伤口，并用双氧水消毒。然后将干净的纱布按压伤口几分钟止血。止血后，涂上含有抗生素的软膏，覆上干燥的纱布，贴上创可贴。伤口长度在6~7毫米以下时，只要对准伤口贴好创可贴即可，通常1周后就会愈合。

摔倒碰伤牙齿或口腔

长牙期的宝宝，情绪本来就会变得比较容易哭闹，如果再不小心因为跌倒而碰伤牙齿及口腔，痛感会更强烈，安抚起来也更需要花点心力。摔倒时如果牙床或嘴唇被撕裂，应当用经过消毒处理的纱布止血后去医院治疗。嘴唇因擦伤和瘀伤而浮肿，或伤及牙齿没有其他异常，也没有牙床出血等症状，不必过分担心。宝宝口中进入泥土或沙子时，应当将消毒棉浸入水中，然后把杂质擦净，并用水给宝宝漱口。对于口中的伤口，应让宝宝咬住纱布，或大人为其按压流血的部位止血。

摔倒出现青肿

学步期的宝宝，走起路来摇摇晃晃的，只要一受到惊吓，脚撑不住了，或被家具、地板等障碍物绊倒，很容易就摔跤、受伤。宝宝摔倒后，有时手臂和腿上会出现淤血青肿，但没有外伤，这时不必过分担心。只要经过2~3天，婴儿身上的青肿就会逐渐消退，但是，如果婴儿的伤口凹陷，或触摸时婴儿感到非常疼痛，就应到医院进

行诊断。婴儿身上有瘀伤时，要抬高患部，用水或硼酸水降低患部的温度，当患部红肿或疼痛严重时，用冷毛巾或冰袋等冷敷。肿胀消退后，可以停止冷敷，观察状态。如果肿胀消退，留下了青肿痕迹，需要再观察2~3天。

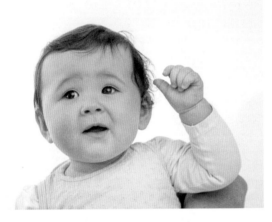

⬆ **学步期的宝宝很容易摔倒。**

流鼻血

当宝宝摔倒后经常会流鼻血，鼻子的入口分布着密集的毛细血管，因此当宝宝经常抠鼻子或鼻子充血时，都会流鼻血。跌倒摔伤或受伤撞击时也可能会流鼻血，婴儿因摔倒而流鼻血时不必惊慌，只要止住鼻血，就没有大大的问题。如果是从毛细血管中流出鼻血，则要用止血方法进行止血。如果采用止血方法，经过30分钟仍无法止住，就有可能是血管受损，此时，应当立即去医院。紧急处理方法是，让宝宝坐立，然后用手捏住流血鼻子片刻，止

住血后，将面纸或脱脂棉花剪成细长条状后用其堵住鼻孔。如果经过5分钟，鼻血仍未止住，就让婴儿仰卧，然后用浸湿的毛巾擦额头到鼻子之间的部分，降温后让宝宝静静地躺30分钟左右。

滑倒后伤及头部

宝宝的头骨还很软，一旦向后滑倒、撞伤头部时，猛烈的撞击力道很可能引发脑震荡。应先利用纱布止住受伤部位的血，然后涂上消毒液。如果伤势较轻，可以在止住宝宝的哭声后观察几天。但是，如果婴儿撞到头后没有哭声，脸色苍白，耳朵或鼻子流血，并伴有呕吐、痉挛、头痛等症状，就应当呼叫救护车，并且迅速赶到设有脑神经外科的医院。

宝宝头部受伤时，要用干净的纱布或毛巾按住患部。婴儿呕吐时，要使婴儿的头部侧过来，以防呕吐物堵塞呼吸道。婴儿意识不清晰时，要让婴儿侧躺，使头部后仰，确保呼吸道畅通。同时，解开婴儿衣服上的钮扣，避免衣服束缚身体。即使没有这些症状，当天也不能给婴儿洗澡或让婴儿进行剧烈运动。细心地观察婴儿的脸色及状态，如果婴儿发呆，脸色变差或呕吐，就应当立即去医院。

胸部或腹部受伤

通常，来自正面的撞击，才会让宝宝的胸部和腹部受伤。除了学步期阶段，可能因为发生交通事故，或不慎被急行中的大人撞倒之外，直接撞

伤胸部或腹部的情况并不多见。如果碰伤较重，就有可能引起暂时性的休克。当出现意识混乱、呼吸困难、脉搏变弱、脸色发青等症状时，应当立即呼叫救护车。尤其是碰到胸部时，如果每次深呼吸或咳嗽时都伴有疼痛，就应当立即对婴儿进行精密检查。首先，将婴儿身上的衣服解开，让婴儿更加轻松地呼吸，然后帮助婴儿进入睡眠，并在一旁观察。如果碰撞到胸部，应当略微竖起婴儿的上半身，然后用湿毛巾擦拭；如果碰撞到了胸部或腹部，无论婴儿状态如何都要接受医生的诊断。

异物卡住喉咙

比起完全吞下而不自知的情况，异物卡在宝宝喉咙的情况会很明显，看宝宝的表情动作和呼吸道顺畅与否，就可以明显辨别。如果婴儿突然翻动眼球或出现呼吸困难的症状，就应检查喉咙是否有杂物。先查看食物或周围的物品，了解吞食了什么东西，然后立即采取措施。当婴儿吞食糖果、硬币等导致呼吸道堵塞时，可以将婴儿倒置，轻轻拍打背部或将食指探入婴儿喉咙中催吐，也可以利用真空吸尘器的细管吸出堵塞物。如果堵塞物是糕饼等柔软的物品，应先使婴儿侧躺，然后将食指和中指探入喉咙中取出物品。如果尝试过多种方法之后仍无法取出堵塞物，就应当立即动身去医院。

被热水烫伤

热开水或蒸气所造成的烫伤意外，比起因火引起的烧伤还多，所以家长喝热饮或热汤时，一定要特别避免宝宝近身抓扯杯碗。皮肤颜色像被太阳晒黑一样为一度烫伤，产生水泡为二度烫伤，露出皮下的白肉为三度烫伤。一度烫伤或小范围的二度烫伤，可以利用应急治疗避免留下疤痕。如果二度烫伤范围大，或有三度烫伤，必须直接到医院急诊。

出现烫伤时，应当先用冷水降温。最好打开水龙头冲洗患处，如果不方便时，可以将患处泡在冷水中降温。如果自行挑开水疱很容易引起感染，所以，最好让其自然消退。有一度烫伤或轻微的二度烫伤时，可以在患处降温后用凡士林纱布敷盖，或不涂抹任何药物任其自然恢复。水疱破裂后有被感染的危险，必须消毒，消毒时可以采用对宝宝娇嫩皮肤刺激较小的消毒水。

掉入澡盆

宝宝溺水时，保持呼吸顺畅与干燥温暖很重要。记住，进入气管中的水才会造成窒息，胃中的水并不会，而且应急措施要在事故发生后10分钟之内进行。宝宝不慎掉入浴盆，呛一两口水不会有什么大碍，但是如果婴儿掉入水中后呆滞或显得困倦，连续摇晃其身体时都没有反应，精神委靡，脸色苍白，就应当立即将其送往医院。如果婴儿有意识且大声哭闹，则可以安心，大人坐下，让婴儿俯卧于大腿上面，轻轻地拍或按摩婴儿的背部，让婴儿吐出水来，待婴儿恢复精神并平静下来后再带往医院。婴儿没有意识时，要将婴儿倒置，把手探入其口中催吐，还要立即进行人工呼吸，在去医院的途中也需要不断进行心脏按摩。

Part 3
宝宝的元气饮食

根据宝宝的不同需求，妈妈可以准备符合宝宝身体状况的食物，例如增强宝宝的食欲、促进宝宝头脑发育、帮助宝宝长高、引发患病宝宝食欲以及专为发烧、呕吐、口腔溃烂、感冒、便秘、异位性体质宝宝调制的可口离乳食。

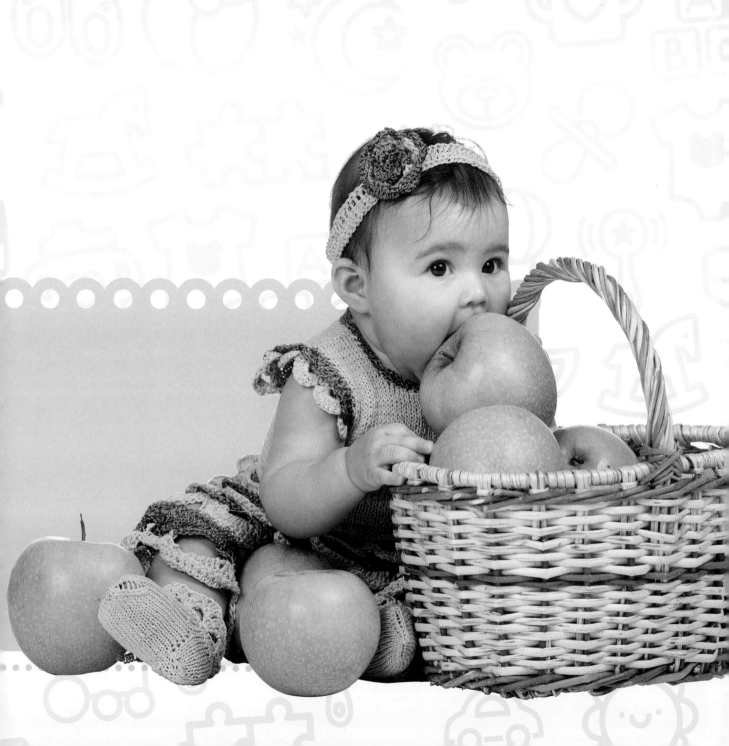

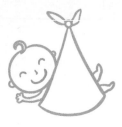

增强宝宝良好食欲的营养饮食

很多妈妈觉得自己家的宝宝胃口不好，吃饭时要追着喂，总是边吃边玩。针对这些情况，下面讲解如何增强宝宝食欲以及如何正确给宝宝喂饭。

观察宝宝的问题所在

宝宝吃得好、长得壮是每个妈妈的心愿，妈妈最烦恼的是，宝宝一到吃饭时间就磨磨蹭蹭，一顿饭边玩边吃1~2个小时。一般来说，宝宝食欲不振，很可能是脾胃功能低下，消化功能出了问题，也可能是肾脏的功能较弱。如果宝宝食欲差，最好到小儿科检查一下。性格敏感且稍有些神经质的宝宝也会因挑食或偏食而食量过小。

纠正宝宝不良的饮食习惯

如果宝宝身体健康，只是不爱吃饭，问题很有可能就出在宝宝的不良饮食习惯上。出现这种情况，妈妈要负主要的责任。例如：宝宝一哭闹，妈妈就通过喂奶来哄，不管宝宝是不是肚子饿；宝宝已经吃饱了，妈妈还嫌宝宝吃得少，硬逼着多喂几口；妈妈经常边看电视或书，边喂宝宝吃饭，不管宝宝爱不爱吃等等。妈妈的率性而为，经常会导致宝宝对吃饭失去兴趣，进而形成不良的饮食习惯。

变换食物和餐具的外观

即使宝宝不爱吃饭，妈妈也不能用零食完全替代正餐。特别是作为点心的小甜点，长期食用不但会让宝宝变得神经质，而且会使宝宝食欲更差。

为了刺激宝宝的食欲，妈妈要积极变换食物的搭配，改变宝宝餐具的外观色彩。颜色与形状各异的小饭碗、小汤匙、小叉子以及形状可爱的食物，都会使宝宝胃口大开。

在规定时间内
让宝宝想吃多少就吃多少

想要让宝宝吃得好，首先要让宝宝养成正确的饮食习惯。喂离乳食品时，妈妈选择宝宝情绪好的时候喂，或在宝宝想吃的时候喂，让宝宝想吃多少就喂多少，逐渐培养宝宝的饮食习惯，千万不要在宝宝生病时或想睡时硬喂。

要给宝宝规定好吃饭时间，一过了规定时间，马上收拾饭桌，不再喂宝宝吃。宝宝吃饭时间不要超过30分钟。妈妈经常会觉得宝宝吃得过少而不忍心，只要一过规定时间，不管宝宝吃没吃完，不让宝宝再吃。这样反复几次后，不但宝宝会逐渐养成良好的饮食习惯，其消化功能也会大有改善。

离乳初期宝宝最爱
李子米糊

材料 · · · · · · · · · · · · · · · ·

白米糊 60 克
李子半个

小常识

李子含有很高的膳食纤维，经常用于帮助调理消化系统功能。李子还含有多种抗氧化物，其味甘、酸，微苦，具有益气、生津、止渴、清热等作用，除适合作为一般的营养食品外，还适合体力虚弱、食欲不振的宝宝食用。

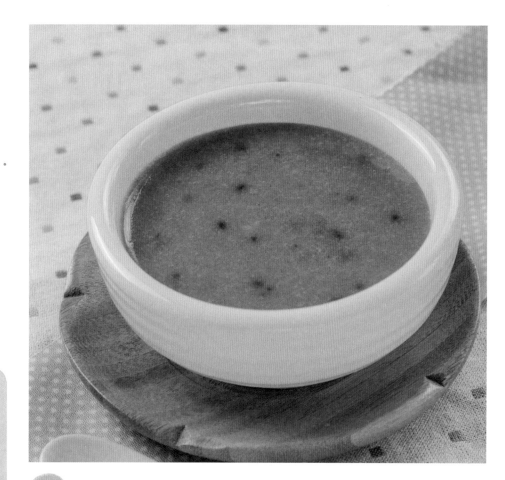

做法

1 白米糊加适量水搅拌均匀。
2 李子洗净，去籽和皮后，磨成泥。
3 白米糊煮开后，加入李子泥，搅拌均匀即可。

离乳初期宝宝最爱
哈密瓜米糊

材料
白米糊 60 克
哈密瓜 1/5 个

小常识
哈密瓜含有的B族维生素，有很好的保健功效；其维生素C有助于人体抵抗传染病；钾可以防止冠心病；维生素A有助于维持健康的皮肤、改善视力；叶酸成分有助于预防小儿神经管畸形。宝宝在离奶初期可能会产生过敏症状，建议不单独喂食水果，将水果加入米食煮熟较佳。

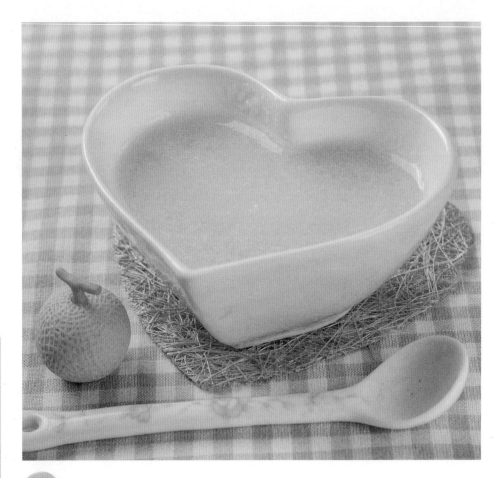

做法
1 白米糊加适量水煮至沸腾。
2 哈密瓜去除籽和瓜皮，再用磨泥器磨成泥。
3 在煮好的白米糊中，加入哈密瓜泥，用小火煮 3 分钟即可。

离乳初期宝宝最爱
豆腐优酪乳

材料 · · · · · · · · · · · · · · ·

豆腐 10 克
原味优酪乳 60 克

小常识

豆腐主要的成分是蛋白质和大豆异黄酮，豆腐具有益气、保护肝脏、促进代谢等诸多功效，常吃豆腐有利宝宝的健康和智力发育。从优酪乳中摄取钙要比从牛奶中容易，这是由于乳酸杆菌有分解蛋白质的功能，因此优酪乳中的乳酸容易使蛋白质被消化，有利宝宝的肠胃吸收及消化。

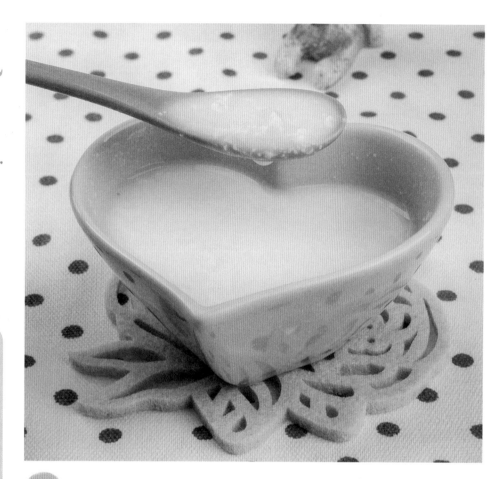

做法

1 将豆腐用开水焯烫后，压碎。
2 再将压碎的豆腐放入原味优酪乳中拌匀，即可完成这道美味点心了。

扫一扫!

离乳中期宝宝最爱
蛋黄粥

材料 · · · · · · · · · · · · · · · ·

白米粥 60 克
鸡蛋 1 个

小常识

鸡蛋的营养成分高，含有维生素C之外的一切营养素，能补充宝宝足够的能量，尤其蛋黄中的卵磷脂、甘油三脂、胆固醇和卵黄素，对神经系统和身体发育有很大的作用。将鸡蛋作为离乳中期食品，对宝宝而言，是相当不错的选择。

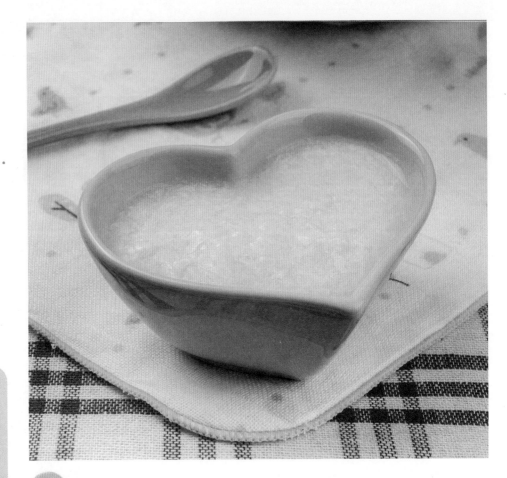

做法

1 加热白米粥。
2 取蛋黄部分将其打散，倒入白米粥中均匀搅拌，蛋黄煮熟后即可。

离乳初期宝宝最爱

金枪鱼菠菜粥

材料

白米粥 60 克
金枪鱼 20 克
菠菜 5 克
胡萝卜 10 克

小常识

金枪鱼含有对头脑发育极佳的DHA，适合正在发育的宝宝食用；菠菜富含维生素、钙、铁等营养物质，对宝宝的健康很好，但注意不可久煮，否则会让维生素C流失；宝宝胀气时可食用萝卜粥，萝卜具有消胀气的效果。

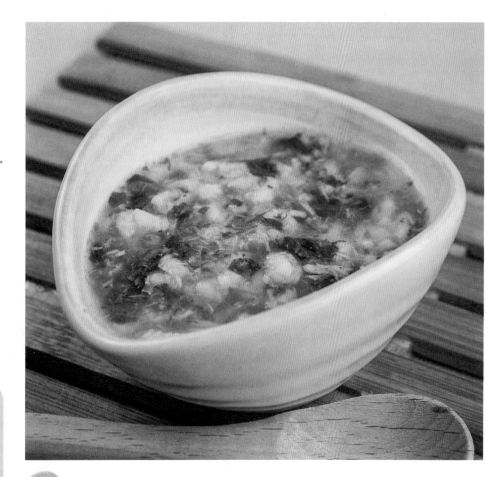

做法

1 将金枪鱼煮熟后，去除鱼刺并切碎。
2 胡萝卜去皮、蒸熟后，磨碎；菠菜洗净、焯烫后，磨碎。
3 加热白米粥后，放进金枪鱼、菠菜、胡萝卜熬煮至食材全熟即可。

扫一扫！

离乳中期宝宝最爱
鳕鱼蒸蛋

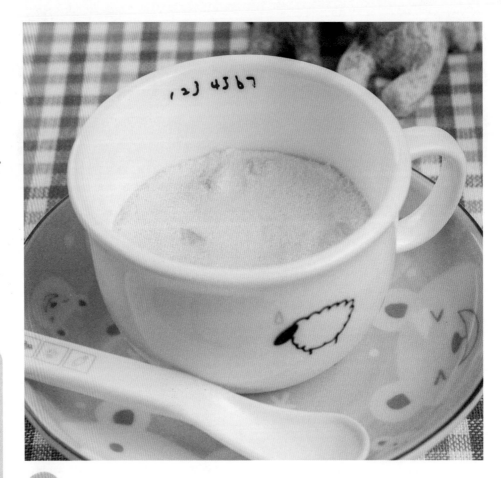

材料 . . . .

鳕鱼肉 20 克
蛋黄 1 个

小常识

以谷物为主食的宝宝体内容易缺甲硫氨酸，此营养素具有护肝功效的氨基酸成分，鸡蛋就含有该种营养素，可以发挥护肝的作用。蒸蛋用微波炉虽快速又方便，但食材不容易融合在一起，若是改放在蒸锅中，用小火隔水加热，蛋黄就不会浮上来，而且口感更柔嫩。

做法

1 鳕鱼洗净，清除所有残余小刺，切成略大的块状，放在纸巾上沥干。

2 蛋黄用筛子过滤，倒入适量水均匀地搅拌。

3 把鳕鱼加入鸡蛋水里，摆放到蒸锅中，蒸煮 8 分钟即完成。

扫一扫!

离乳初期宝宝最爱
黑豆蔬菜粥

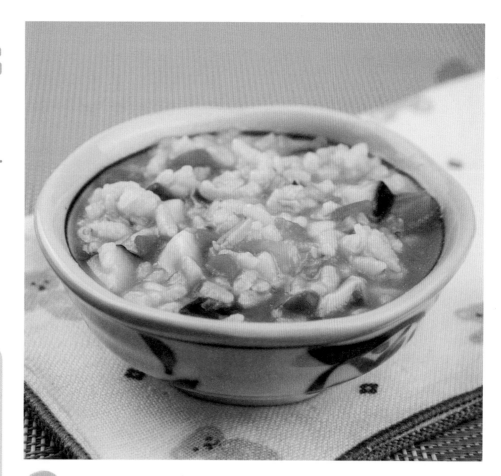

材料

白米饭 45 克
黑豆 5 颗
香菇 1 朵
白萝卜 10 克
胡萝卜 10 克
食用油 5 毫升
海带汤适量

小常识

黑豆含有丰富的食物纤维，可改善宝宝便秘现象，它所含的维生素B_1及维生素E，可恢复宝宝体力和修护皮肤。黑豆泡的时候，会稍微掉色，这是正常的。如果只是洗了一下就掉色或者泡的时候水色很深，很可能就是假的，妈妈在选购时要格外小心。

做法

1 煮好的黑豆去皮后剁碎；香菇去头；白萝卜、胡萝卜去皮后，焯烫、剁碎。
2 锅中放入食用油，先炒白萝卜和胡萝卜，之后再加入黑豆、香菇略炒。
3 待食材熟到一定程度后，加入海带汤、白米饭煮滚即可。

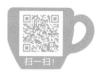

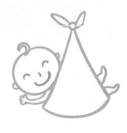

促进宝宝头脑发育的聪明饮食

宝宝头脑细胞的组成和脑力活动所需的热量来源于宝宝所吃的食物。宝宝头脑发育在1周岁以内最为旺盛，妈妈要制作出营养均衡的离乳食品来促进宝宝的头脑发育。

谷类和水果促进头脑活动

脑力活动的能源是葡萄糖，帮助组成神经细胞并使其传递畅通的营养物质是蛋白质、不饱和脂肪酸、维生素和钙等。宝宝处于头脑发育高峰期，更需要均衡摄取蛋白质、碳水化合物、不饱和脂肪酸和钙等营养物质。

富含碳水化合物的食物包括谷类和水果等。谷类食物主要有米饭、馒头、面包、面条、意大利面，水果主要包括香蕉、葡萄、西瓜、梨、橘子、苹果等。这些食物进入人体后，会分解出葡萄糖，提供头脑活动的热量。

头脑唯一能源是葡萄糖

人体所需的营养主要有蛋白质、碳水化合物、维生素、矿物质、脂肪等5种，这5种营养在人体新陈代谢和成长发育等方面发挥着重要的作用，而头脑的主要能量是葡萄糖。人体摄取碳水化合物后，将其转化为葡萄糖。

葡萄糖参与头脑活动，最后分解成水和二氧化碳排出体外。人体必须通过摄取富含碳水化合物的食物，源源不断地补充所需的葡萄糖。富含碳水化合物的食物主要包括谷类、砂糖、水果等。

头脑发育在1岁内最为关键键

宝宝的头脑发育可分为出生前10个月、1周岁以内以及1~6周岁3个阶段。这3个阶段是头脑发育的关键时期，妈妈一定要提供宝宝头脑发育所需的足够营养。

在宝宝满1周岁前，如果有对头脑有害的病菌侵入宝宝体内，由于宝宝尚未具备足够的抵抗力，就会造成头脑发育异常。如果宝宝一直吃母乳，母乳含有免疫物质，所以妈妈大可放心。如果宝宝一直喝配方奶，妈妈就需要特别注意宝宝的饮食卫生和营养，同时在促进宝宝头脑发育的离乳食品上多下点功夫。

增强记忆和思维能力的食品

卵磷脂和B族维生素具有增强记忆力和思维能力的功效。富含卵磷脂的食品有黄豆、鸡蛋、海鲜、肉类、肝、花生、芝麻油等。富含维生素B_1的食品有猪肉、牛肉、牛奶、黄豆等。富含维生素B_2的食品有肉类、海鲜、芝士、鸡蛋等。

离乳初期宝宝最爱
苹果稀粥

材料 · · · · · · · · · · · · · · ·

白米饭 30 克
苹果 25 克

小常识

苹果能增进食欲、生津止渴，并有预防和改善感冒的功用，宝宝吃了以后还能改善腹泻，有益肠道健康。苹果的氧化速度非常快，磨泥、榨汁后很快就会变色，因此必须立即进行烹调。选购苹果时，顶部带梗的凹陷处若果皮完整而无黑点，鲜度较佳。

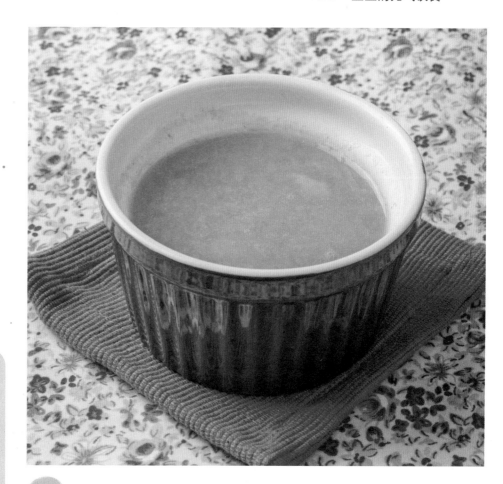

做法

1 把白米饭加适量水，放入搅拌机内搅拌成米糊。
2 苹果洗净后，去皮、去果核，磨成泥。
3 加热白米糊，放入苹果泥煮开，再熬煮片刻即可。

离乳中期宝宝最爱
草莓米糊

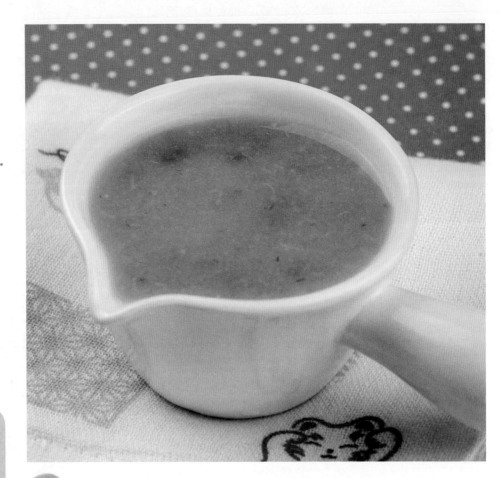

材料 · · · · · · · · · · · · · · · · · ·

白米糊 60 克
草莓 2 个

小常识

草莓果食里的籽可能
会让宝宝噎到，所以要尽
量磨碎或用滤网过滤后再
行烹调。草莓所含胡萝卜
素是合成维生素A的重要
物质，而所含的果胶和膳
食纤维能够帮助宝宝消化
及排便。

做法

1 草莓用水洗净后，去蒂、籽，磨成泥。
2 加热白米糊，将磨好的草莓泥放入米粥里，略煮一下即完成。

离乳中期宝宝最爱

黄豆蔬食粥

材料 · · · · · · · · · · · · · · · ·

白米稀粥 60 克
黄豆 10 克
四季豆 10 克
西蓝花 10 克
胡萝卜 10 克
高汤适量

小常识

黄豆含有蛋白质、碳水化合物、脂类、多种维生素和钙、磷、铁、钾等无机成分，其中还含有大脑所需的不饱和脂肪酸，可提供宝宝大脑能量。

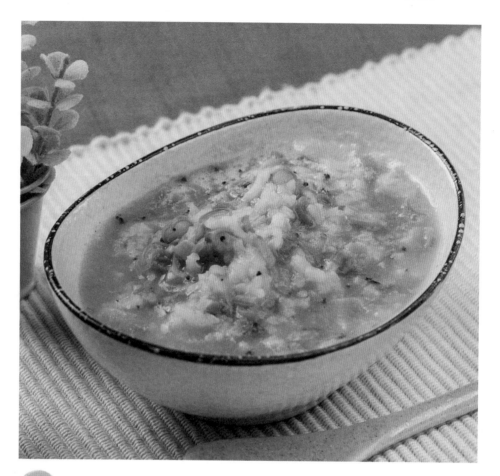

做法

1 黄豆、四季豆煮熟后，去皮、剁碎。
2 西蓝花洗净、剁碎；胡萝卜洗净、去皮，剁碎。
3 加热白米稀粥，放入高汤和剁碎的食材，加热煮至软烂即可。

离乳中期宝宝最爱
梨栗南瓜粥

材料 · · · · · · · · · · · · · · · ·

白米粥 60 克
梨子 20 克
板栗 3 个
南瓜 10 克

小常识

　　梨子是降体热的碱性食物，夏天最适合食用。另外梨子煮熟后会很甜，对呼吸系统弱的宝宝也很有帮助。虽然梨子又甜又爽口，但质感粗糙，有些宝宝不爱吃，可先将梨子磨好后再喂食。板栗中含有丰富的维生素和矿物质，对宝宝肌肉成长有益。

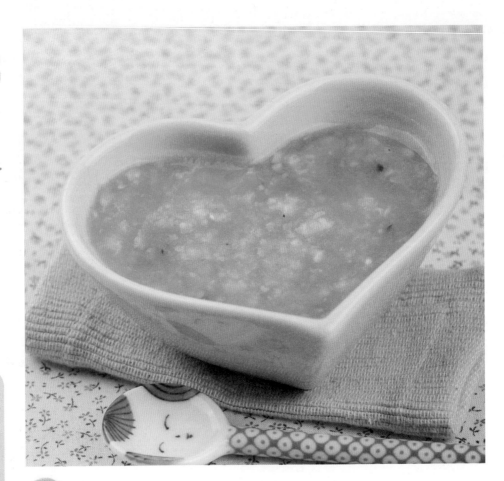

做法

1 梨子去皮，磨成泥。
2 板栗蒸熟后，磨碎；南瓜蒸熟后，去皮、磨成泥。
3 将白米粥加热，放入板栗泥和南瓜泥一起熬煮，并搅拌均匀。
4 最后再放入梨子泥，稍煮片刻即可。

离乳中期宝宝最爱
红薯炖水梨

材料 . . . .

红薯 30 克
水梨 30 克

小常识

红薯的营养成分高，还含有许多纤维质，对宝宝的排便很有帮助，但红薯含水分较少，在烹煮时要多加点水，且要切成易于宝宝进食的大小。水梨水分多又甜，可补足红薯所缺的水分。

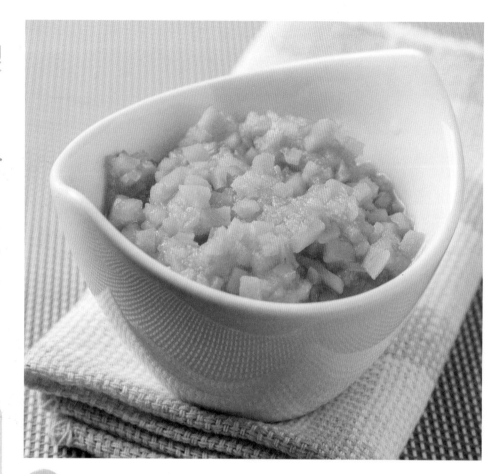

做法

1 将红薯、水梨洗净后，去皮、切小丁。
2 锅中放入红薯丁及水梨丁，加适量水熬煮至软烂即可。

离乳后期宝宝最爱
豆皮芝士饭

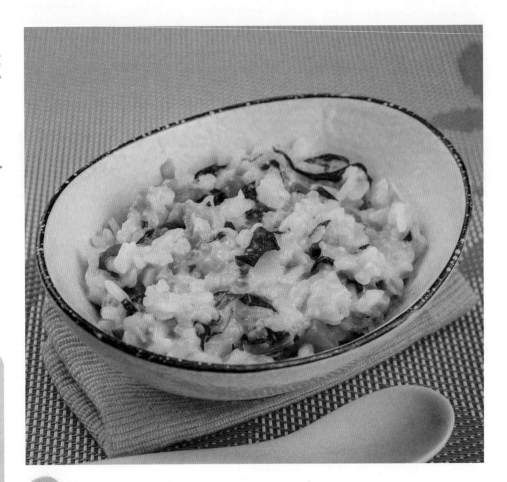

材料 ·················

白米饭 150 克
油炸豆皮 3 片
菠菜 20 克
胡萝卜 10 克
原味芝士 1 片
食用油 5 毫升

小常识

豆腐皮的质地绵密均匀，味道鲜美且营养丰富，蛋白质、氨基酸含量均高，还具备铁、钙、钼等人体必需的18种微量元素，可说是男女老幼皆宜的高蛋白营养食材。若是宝宝不喜欢豆腐，可以用油炸豆皮来料理，但烹煮前要先焯烫过，以去除表层油脂，再进行料理较佳。

做法

1 把油炸豆皮焯烫后，切碎；芝士切小丁，备用。
2 把菠菜快速焯烫后，切小段；胡萝卜去皮、切小丁，再焯烫。
3 热油锅，放入豆皮、胡萝卜和菠菜翻炒一下。
4 把白米饭和适量水放入炒过的食材中继续熬煮，待食材煮熟后，再放入碎芝士拌匀即可。

扫一扫!

离乳后期宝宝最爱

红苋菜
红薯糊

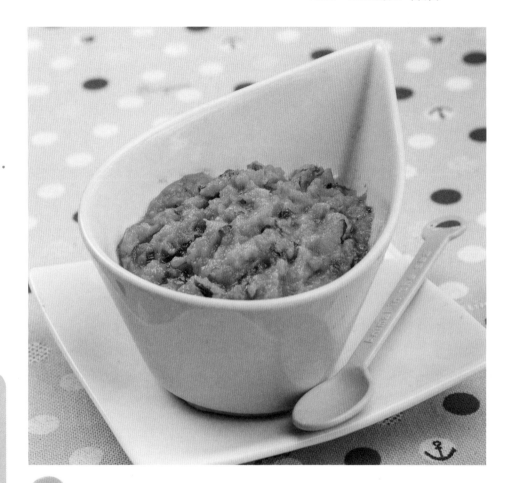

材料 ·················

红薯 40 克
红苋菜 10 克
牛奶适量

小常识

红苋菜含有蛋白质、糖类、铁、钙、磷和维生素C等丰富营养素，对宝宝的成长发育非常有益。红薯的营养成分高，还含有许多纤维质，对宝宝排便很有帮助，但红薯含水分较少，在烹煮时要多加点水，且要切成易于宝宝进食的大小。

做法

1 将红薯煮至熟透，趁热用汤匙压成红薯泥。
2 红苋菜洗净，切碎。
3 小锅中放入红薯泥、适量牛奶搅拌均匀，再加入红苋菜，煮沸即可。

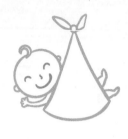

帮助宝宝长高的健康饮食

宝宝身高不仅受遗传因素影响，而且受营养状况、运动量以及睡眠习惯的影响。因此，即使是矮个子父母的宝宝，也可以通过营养、休息和有规律的适量运动，最后长成高个子的孩子。

蛋白质是人体合成生长激素必需的原料

想要宝宝长高，就必须让宝宝吃好。尤其是在宝宝1~2岁时，其对蛋白质和钙的需求量较大，特别需要妈妈的精心喂养。

宝宝生长发育的速度取决于体内生长激素分泌是否旺盛，生长激素分泌是否旺盛又取决于宝宝摄取的营养是否充足。妈妈一定要悉心调制出营养丰富、味道鲜美的食物，促进宝宝的身体健康成长。

妈妈要多下功夫制订离乳食谱，尽量通过每餐饭让宝宝摄取到均衡的营养。其中蛋白质尤为重要，它不仅参与制造人体血液和肌肉，而且是生长激素的原料，是宝宝长高不可或缺的营养成分。

良好的饮食与睡眠习惯有助长高

一般认为，出于遗传方面的原因，矮个子父母的孩子必定不高。实际上，决定身高的因素中，遗传因素所占比例不超过50%；营养状态占30%左右；运动约占10%。由此可见，后天因素对身高的影响不亚于先天的遗传因素。

适量喝牛奶可以促进钙吸收，有助宝宝长高

牛奶被称为蛋白质和钙的最佳结合体。牛奶中钙的含量很高，且易于吸收，所以很多人都把牛奶当做补钙和促进长高的食品。即使牛奶质量再好，营养再高，如果让宝宝过多饮用，反而不利于宝宝的成长。满1周岁的宝宝每天牛奶饮用量最好不要超过400毫升。

人体通过骨骼细胞分裂而增高

人体上下肢长骨主要由骨干、骨骺和骨骺端组成。骨干和干骺端中间有一层软骨，叫做骨骺板（又称生长板）。骨骺板通过细胞分裂来使骨骼生长，身高也就随之增高。过了青春期，骨骼生长就逐渐停止，身高也就不会再增加。少数人过了20岁还在长高，这属于骨骺板关闭较慢的情况。一般来说，到了15~17岁，骨骺板的细胞分裂就会逐渐地停止。

离乳初期宝宝最爱
葡萄乳酪

材料 . . . .

卡达乳酪 10 克
葡萄 3 颗

小常识

葡萄含维生素A、维生素B_1、维生素B_2、维生素C、蛋白质、脂肪及多种矿物质，常吃葡萄可使宝宝健康、不易感冒。

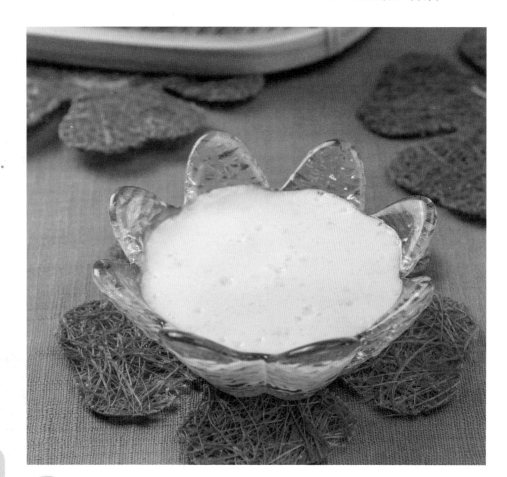

做法

1 将乳酪压成泥。
2 葡萄洗净，去皮、去籽，搅拌成葡萄汁。
3 将乳酪加入葡萄汁中，加适量冷开水稀释即可。

离乳初期宝宝最爱
苹果面包糊

材料 · · · · · · · · · · · · · · · ·

吐司 1/2 片
苹果 1/4 片

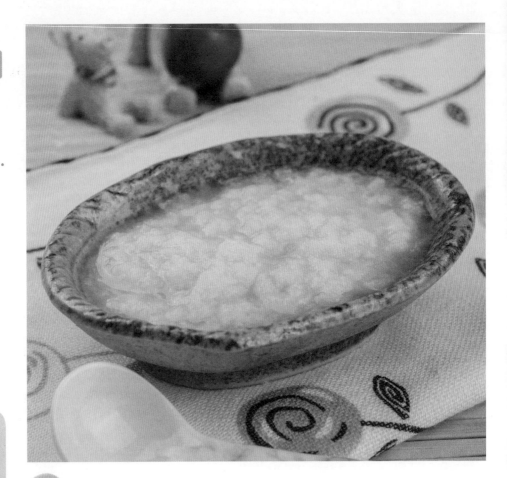

小常识

苹果含有丰富的糖类、有机酸、纤维素、维生素和矿物质等营养物质，可以帮助宝宝调理肠胃、加速肠道蠕动，也具有促进淋巴系统功能的效果。所以，苹果对成长中的宝宝非常有益。

做法

1 将吐司切去硬边部分，切成小碎屑。
2 苹果洗净后，去皮，磨成泥备用。
3 锅中注入适量水煮沸，加入吐司屑和苹果泥一起熬煮即可。

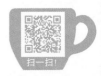
扫一扫!

离乳中期宝宝最爱
牛肉粥

材料 · · · · · · · · · · · · · · · ·

泡开的白米 10 克
牛肉 10 克

小常识

　　牛肉的营养价值高，含丰富蛋白质、微量元素和铁质等，这些都是成长中的宝宝不可或缺的营养。牛肉除了能增加抵抗力及帮助骨骼发育外，还能补充大脑成长所需营养，在宝宝的发育期是很棒的食材。将泡开的米和牛肉放到锅里翻炒，再倒入水煮成粥，这时肉汁便会均匀流出，使味道更加浓郁。

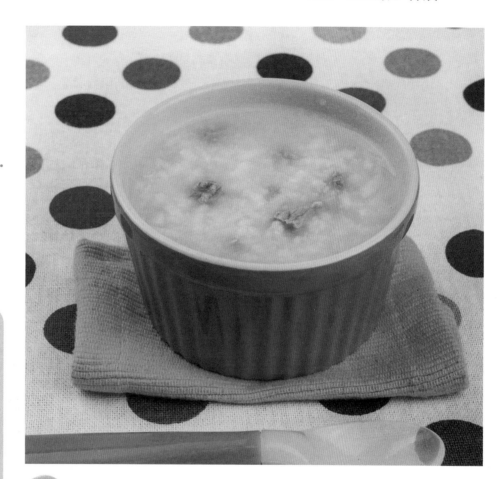

做法

1 牛肉去除脂肪和牛筋后，取其瘦肉捣碎。
2 在锅里放入泡好的白米、碎牛肉和适量水一起翻炒，直至米粒变透明为止。
3 再倒入适量的水，待牛肉粥煮开后，改用小火慢炖，直至粥量减半后便可关火。
4 牛肉粥放凉后，再用搅拌机搅拌。
5 将搅拌好的牛肉粥用筛子过滤后，再放到锅里煮沸一次即可。

扫一扫!

离乳中期宝宝最爱

水果乳酪

材料 · · · · · · · · · · · · · · ·

橙子 25 克
猕猴桃 25 克
苹果 25 克
乳酪 30 克

小常识

　　猕猴桃含丰富的纤维质、果胶及多种氨基酸，有助于改善宝宝消化不良、食欲不振、皮肤斑点等症状。常吃猕猴桃还可阻断致癌因子"亚硝酸胺"的形成，故可预防食道癌、胃癌、肝癌等疾病。

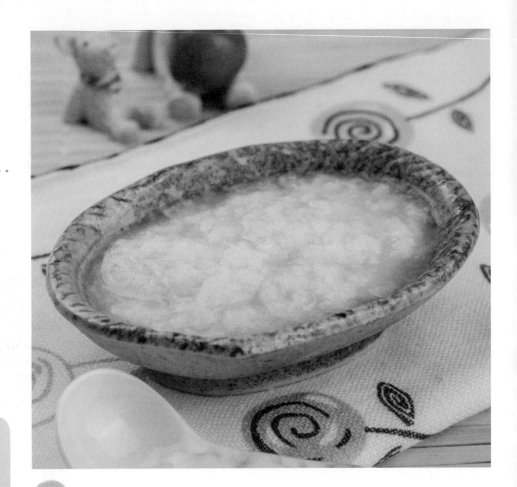

做法

1 将橙子取出果肉后，去籽、切小块；苹果洗净后，去皮、切小块。

2 将去皮的猕猴桃放入研磨器内，用汤匙捣碎成黏稠状。

3 取容器将橙子和苹果放入，加入松软的乳酪搅拌均匀，最后将猕猴桃淋在上面即完成。

离乳后期宝宝最爱

金枪鱼蛋卷

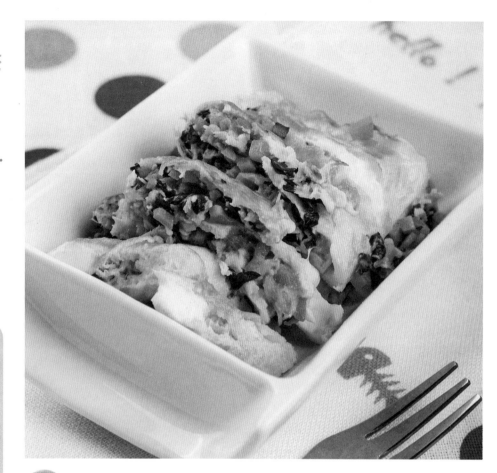

材料

鸡蛋 1 个
金枪鱼肉 20 克
胡萝卜 10 克
菠菜 10 克
食用油少许

小常识

　　鸡蛋中含有维生素C之外的一切营养素，能增加宝宝的体力及脑力。EPA和DHA不饱和脂肪酸，除了在动物的骨头里之外，还有在金枪鱼中含有，这些都无法在身体中合成。鸡蛋因缺少维生素C，所以与含有丰富维生素C的蔬果一起料理，就会变成非常有营养的断乳食。

做法

1 金枪鱼蒸熟后，压碎。
2 将菠菜焯烫后，切碎；胡萝卜去皮后，切成小丁状。
3 取一锅，放入少许油加热，再下菠菜、胡萝卜和金枪鱼翻炒一下。
4 另取一平底锅，放入少许油，倒入蛋液煎成蛋皮，再将炒好的食材放在蛋皮上并卷起，煎熟即可。

扫一扫!

离乳后期宝宝最爱
牛肉蔬菜汤

材料 . . . .

牛肉 20 克
菠菜 2 棵
胡萝卜 30 克

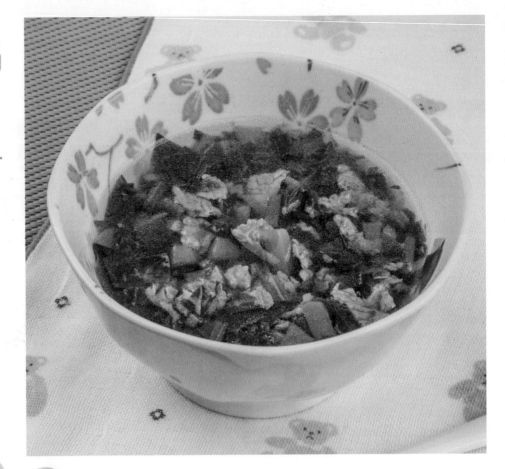

小常识

牛肉含有丰富蛋白质和B族维生素，且味道鲜美、肉质柔嫩，又易于吸收，对发育的宝宝来说是最好的营养来源。

做法

1 将牛肉洗净，放入沸水锅中汆烫去血水，捞出后切丁。

2 菠菜洗净，切碎；胡萝卜洗净，切小丁。

3 锅中注入适量水煮沸后，放入胡萝卜末和牛肉丁一起熬煮，待沸腾后，再放入菠菜煮熟即可。

离乳后期宝宝最爱
牛肉白菜粥

材料 . . . .

白米粥 75 克
牛肉 10 克
虾肉 10 克
白菜 10 克
胡萝卜 5 克
海带高汤 150 毫升

小常识

白菜含有丰富维生素 C、纤维质，可以改善宝宝的便秘，且味道清甜，含水量高，搭配肉类或海鲜一起烹煮，便是一道营养的离乳食。

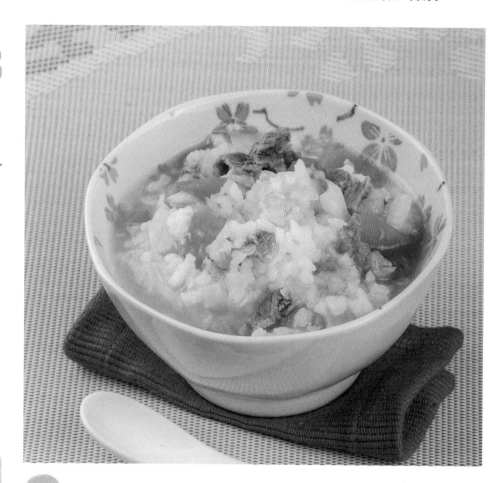

做法

1 牛肉汆烫后，去除牛筋并切碎。
2 虾肉汆烫后，切小丁。
3 白菜洗净、切碎；胡萝卜去皮，切小丁。
4 加热白米粥，倒入海带高汤，放入胡萝卜煮软后，再加入牛肉、虾肉和白菜，盖上锅盖熬煮至食材熟软即可。

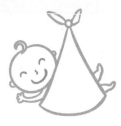

引发患病宝宝食欲的美味饮食

宝宝一生病就会食欲不振，消化功能也会下降。这里针对宝宝出现各种不适症状，指导妈妈为患病宝宝制作合适的离乳食品。

遵照医师嘱咐暂时中止离乳

当宝宝腹泻、呕吐、咳嗽等症状较为严重时，妈妈要考虑暂时中止宝宝的离乳进程。如果宝宝无腹泻和呕吐，仅仅是发烧，只要宝宝有食欲，就可照常给宝宝吃离乳食品。如果妈妈实在担心，就向小儿科医生咨询，遵照医生嘱咐来调整离乳食品。

治病先于喂饭

很多妈妈都会担心，生病的宝宝本来就身体不舒服，如果再不喂离乳食品，就会缺乏营养，对宝宝身体更不利。这样想虽然有一定道理，但在宝宝没有康复前，暂停喂离乳食品，只喂母乳或配方奶，将更易于宝宝消化，营养方面也不会对宝宝造成太大的影响。宝宝只有在彻底痊愈后才能正常进食，一旦宝宝生病，先治好病才是最重要的。

喂食宝宝易消化的食物，同时将宝宝食谱后退一个阶段

宝宝因生病而中止离乳，若发现宝宝食欲有所恢复，妈妈可向医生咨询，征得同意后再重新给宝宝离乳。刚开始时，要给宝宝制作易消化的食物，让宝宝重新适应离乳食品。

这种情况下，妈妈烹饪的重点在于将离乳食物做得更加软嫩些。比如宝宝目前处于离乳中期，妈妈就要按照离乳初期的食谱要求，做出更易进食的离乳食品。

宝宝康复后，将食物的硬度和大小逐渐恢复到原状

宝宝康复后，妈妈切不可将离乳食谱一下子恢复到原状。最安全的方法是，一边观察宝宝的消化状况，一边将食物的硬度和大小慢慢恢复到原状。

如果宝宝还是不太喜欢吃东西，则可以只选择三种食谱中的任何一种，好让宝宝慢慢熟悉。

改善发烧宝宝的不适
白萝卜米糊

材料 . . . .

白米糊 60 克
白萝卜 20 克

小常识

　　白萝卜含有丰富的维生素C与微量元素锌，可加强宝宝免疫功能，还能达到清热解毒的功效。其膳食纤维有助于肠胃系统，能减少粪便停留肠道的时间，因此可以帮助宝宝消化。还没成熟的萝卜或根部辣味较强，所以在制作离乳食的时候，要选取中间部分来使用。

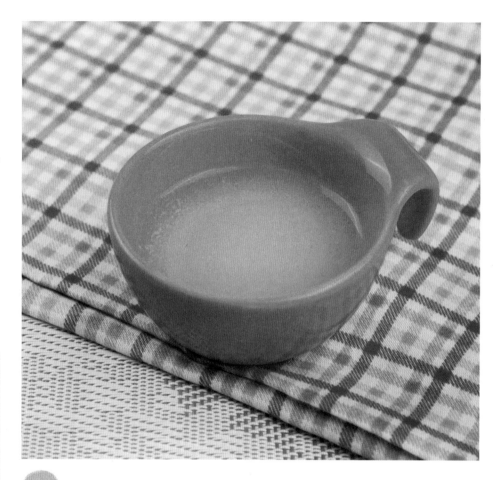

做法

1 削去白萝卜外皮后，切块。
2 将白萝卜块放入搅拌器中搅拌成泥。
3 把萝卜泥放入米糊中，用小火煮开，再用滤网过滤即可。

改善发烧宝宝的不适
甜南瓜米糊

材料 · · · · · · · · · · · · · · ·

白米糊 60 克
甜南瓜 10 克

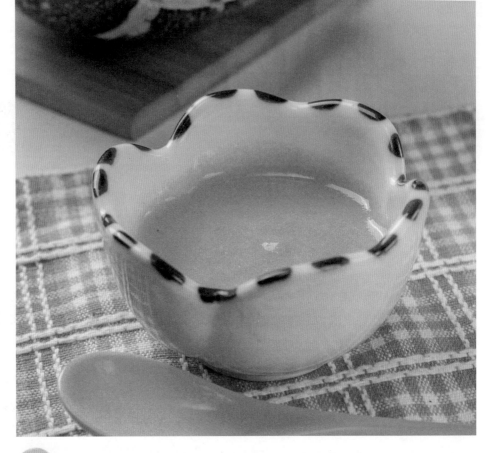

小常识

甜南瓜是典型的橙黄色蔬菜，味道香甜，很适合做副食品，既美味又营养，还能让宝宝感受到天然的味道。

做法

1 白米糊加适量水搅拌均匀。

2 甜南瓜去皮、去籽后，再蒸熟、磨成泥。

3 将磨好的南瓜泥放入加热的米糊里，熬煮片刻即完成。

改善发烧宝宝的不适
花菜米糊

材料 . . . .

白米糊 60 克
花菜适量

小常识

花菜富含蛋白质，维生素A、B、C、E、P、U以及钙、磷、铁等矿物质，质地细嫩，滋味鲜美，食用后容易吸收消化，很适合宝宝食用。在挑选花菜时，尽可能选择有淡青色、细瘦、鲜翠的花梗的，茎部不空心的方为上选。

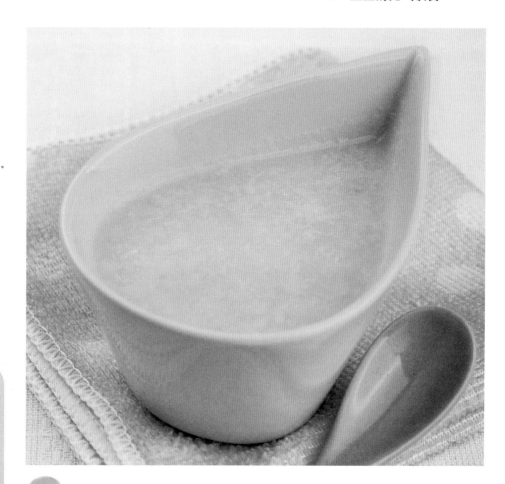

做法

1 把花菜放入滚水中焯烫，再切去粗茎。
2 花菜取花蕊部分，捣碎备用。
3 将碎花菜放入米糊中，用小火煮一会即可。

改善发烧宝宝的不适
水梨米糊

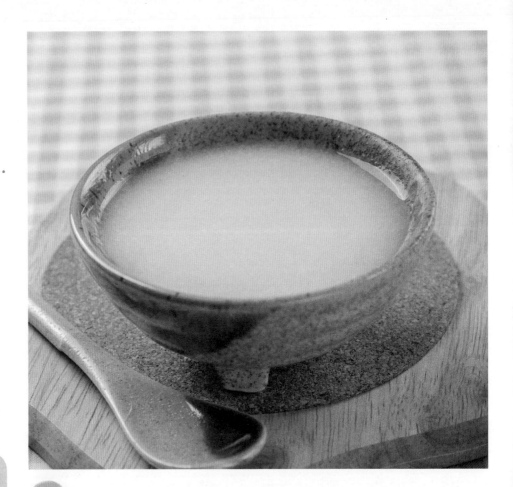

材料 · · · · · · · · · · · · · ·

白米糊 60 克
水梨 15 克

小常识

水梨是碱性食品，甜味较重，有利尿的效果，可有效预防及消除便秘。给离乳期的宝宝喂食一点水梨，可以帮助消化，也有利于排便。

做法

1 白米粥加适量水，搅拌成米糊。
2 水梨去皮、去果核，再磨成泥备用。
3 加热白米糊，放入磨好的水梨泥，再稍煮片刻即完成。

改善发烧宝宝的不适

南瓜面线

材料

面线 50 克
新鲜南瓜 20 克
高汤适量

小常识

　　面线中的盐含量较多，应事先煮一遍，去除多余盐分后再行烹煮，切记不要再调味，避免宝宝摄取过多的盐，造成肾脏负担。南瓜的营养成分很高，含有蛋白质、胡萝卜素及多种维生素和氨基酸等，同时还是维生素A的优质来源，可防止肝脏和肾脏的病变。

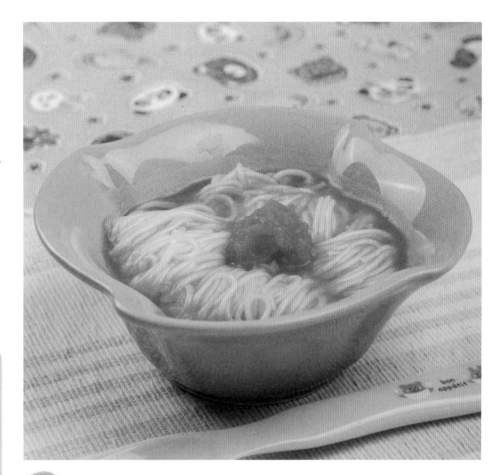

做法

1 南瓜去籽后，切丁，再放入电锅中蒸熟。
2 锅中加水煮开，再放入面线煮至软烂，捞出后，用剪刀剪成小段备用。
3 南瓜倒入锅中，加适量水和高汤，用中火边煮边搅拌，避免烧糊。
4 最后放入面线拌匀，再次煮开后关火即可。

改善发烧宝宝的不适

什锦蔬菜粥

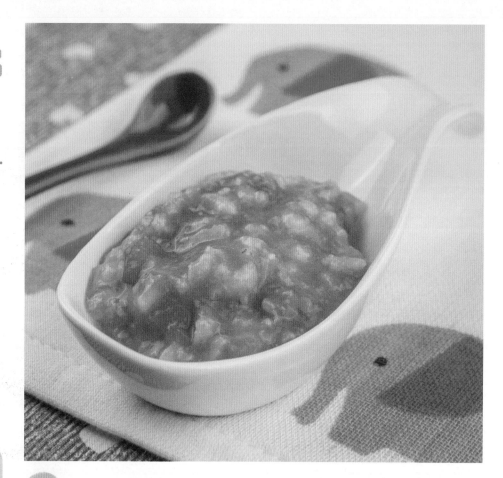

材料 · · · · · · · · · · · · · · · · · ·

白米粥 60 克
胡萝卜 10 克
红薯 10 克
南瓜 10 克
花生粉 15 克

小常识

　　红薯含有膳食纤维、胡萝卜素、维生素A、C、E以及钾等营养素。红薯的营养价值很高，被营养学家们称为营养最均衡的保健食品。

做法

1 将红薯、胡萝卜和南瓜分别洗净，去皮、切块、蒸熟后，磨成泥。
2 白米粥放入锅中煮开，然后加进红薯泥、胡萝卜泥和南瓜泥搅拌均匀。
3 最后放入花生粉搅拌煮开即可。

改善便秘宝宝的不适

西蓝花土豆泥

材料 · · · · · · · · · · · · · · · · ·

西蓝花 30 克
土豆 30 克
猪肉 10 克
食用油适量

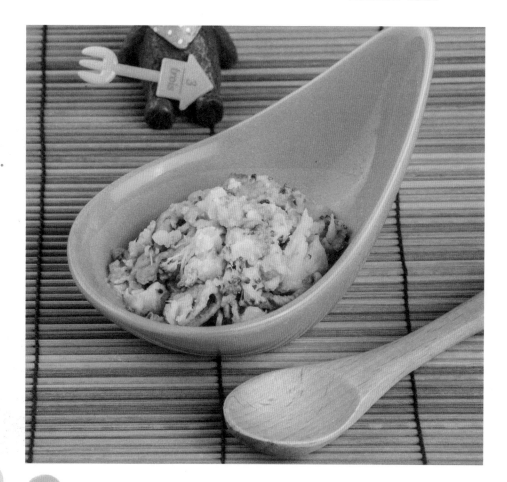

小常识

　　西蓝花含有丰富的维生素C和纤维质，可以让宝宝皮肤变好，预防便秘；猪肉含丰富蛋白质，有助宝宝成长。

做法

1　西蓝花洗净、煮熟后，切碎；土豆蒸熟后，去皮、压成泥。
2　猪肉切成小片，放入热油锅中炒熟，再放入碗中，与土豆泥、碎西蓝花混合拌匀即可。

改善发烧宝宝的不适
豌豆布丁

材料 · · · · · · · · · · · · · ·

蛋黄 1 个
豌豆 5 个
土豆 20 克
菠菜 10 克
奶粉 15 克
食用油少许

小常识

豌豆含有丰富的蛋白质、矿物质，以及多种维生素等营养素，很适合作为宝宝的离乳食材。不过使用时，要把豌豆表皮去除，以免造成宝宝吞咽以及消化困难。

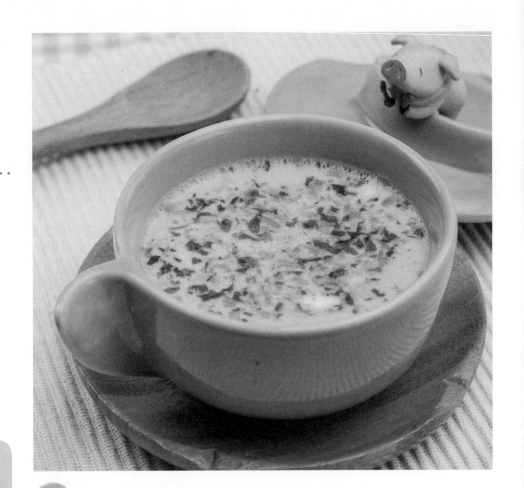

做法

1 豌豆煮熟后，去皮、压碎。

2 把蒸过的土豆磨成泥；菠菜焯烫后，切碎。

3 将蛋黄和奶粉拌匀，再加入豌豆、菠菜和土豆。

4 在碗内抹上食用油，把做法 3 的食材放入碗内，蒸 15 分钟即可。

改善发烧宝宝的不适
白菜清汤面

材料 · · · · · · · · · · · ·

面条 30 克
白菜 10 克
海带高汤适量

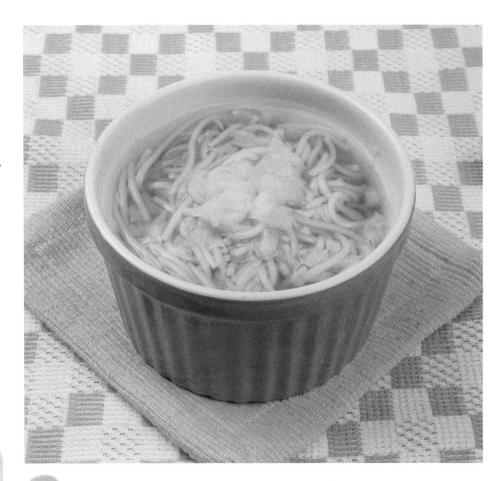

小常识

白菜含丰富的维生素
C和钙、磷、铁等微量元
素，对消化不良或便秘的
宝宝十分有益。由于白菜
寒凉，对于燥热的宝宝，
白菜还能帮助消化。

做法

1 白菜洗净，切小丁。
2 将面条切成小段，放入滚水中煮熟，捞出备用。
3 白菜放进海带高汤里，煮软后加入面条，再次沸腾即可。

改善发烧宝宝的不适
橙汁拌豆腐

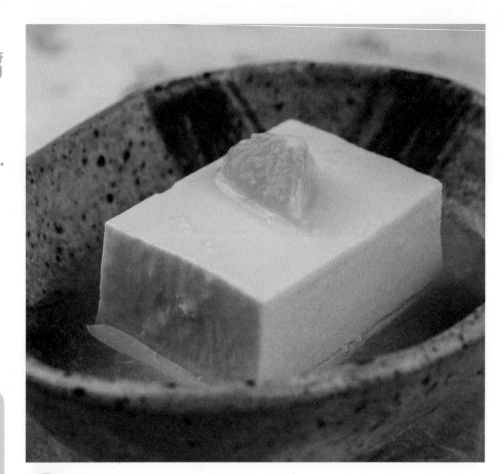

材料 . . . .

嫩豆腐 25 克
橙子 25 克
水淀粉 5 毫升

小常识

豆腐是黄豆加工食品，味道清淡、易消化，含有蛋白质，适合当做宝宝离乳食材。橙子含有丰富的维生素C，可预防感冒，其味道酸甜，还可增加宝宝食欲。有些宝宝可能不喜欢橙子的酸味，建议搭配原味优酪乳一起使用。

做法

1 将嫩豆腐放入水中煮熟。
2 橙子榨汁备用。
3 将橙汁和适量水倒入锅中煮沸，再倒入水淀粉搅拌均匀。
4 最后把豆腐盛在碗中，淋上调好的橙汁即可食用。

改善发烧宝宝的不适

鳕鱼西蓝花粥

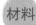 **材料** · · · · · · · · · · · · · ·

白米粥 60 克
鳕鱼 1 块
西蓝花适量
薏仁粉 30 克

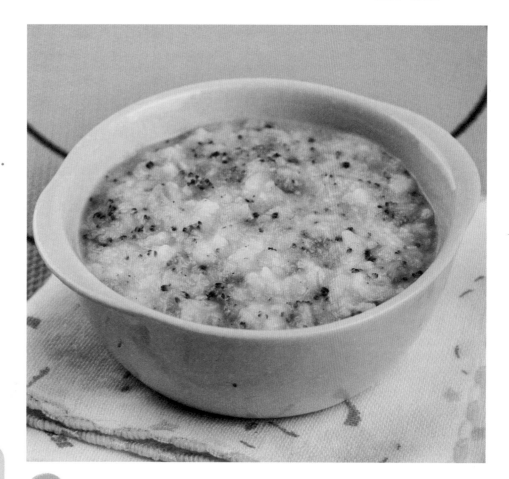

小常识

虽然西蓝花有益健康，但并不鼓励大量食用，跟西蓝花同属十字花科的包菜、甘蓝菜同样具备类似功效，饮食均衡才是最佳选择。

做法

1 鳕鱼洗净、煮熟后，去除鱼刺和鱼皮，并捣碎鱼肉。

2 西蓝花洗净、焯烫后，取花蕾部分剁碎备用。

3 加热白米粥，将西蓝花碎放进粥里，用小火稍煮片刻，再加入鳕鱼和薏仁粉，搅拌均匀后关火即可。

改善发烧宝宝的不适

海带芽瘦肉粥

材料

白米饭 30 克
猪绞肉 15 克
海带芽 5 克

小常识

海带芽含有丰富的蛋白质、碳水化合物及矿物质等营养素，还含有褐藻酸、食物纤维、生理活性物质和碘、钾、钙等微量元素，对宝宝的智力发育、骨骼强健都大有帮助，很适合作为断乳中期的食品之一。为使宝宝方便吞咽，海带芽泡开后，要去除硬实的茎部，只取其嫩叶使用。

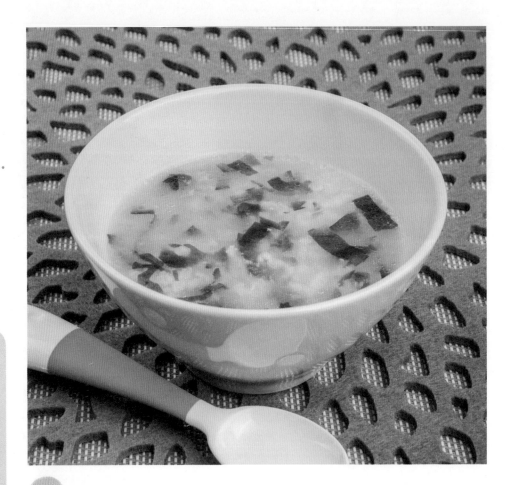

做法

1 海带芽泡开，取其嫩叶部分切碎。
2 白米饭加适量水熬煮成粥，再放入海带芽、猪绞肉，煮至肉熟即可。

改善发烧宝宝的不适

豌豆
土豆粥

材料 ·················

白米粥 60 克
土豆 10 克
豌豆 5 克

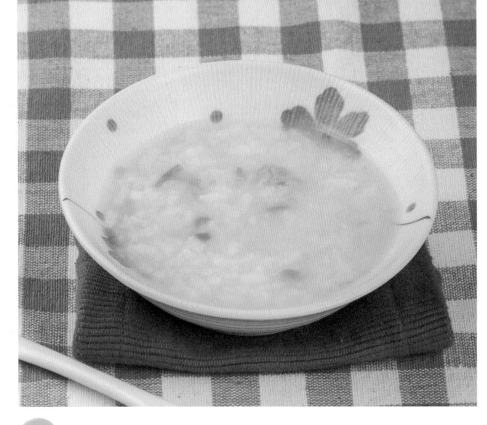

小常识

豌豆含有许多营养素，其中，铜能增进宝宝的造血机能，帮助骨骼和大脑发育；维生素C更是名列所有豆类中的榜首。

做法

1 土豆蒸熟后，去皮、捣成泥。
2 豌豆煮熟后，去皮、捣碎。
3 将白米粥加热，再放入捣碎的土豆和豌豆熬煮，待粥变得浓稠后关火即可。

改善发烧宝宝的不适

水梨
胡萝卜粥

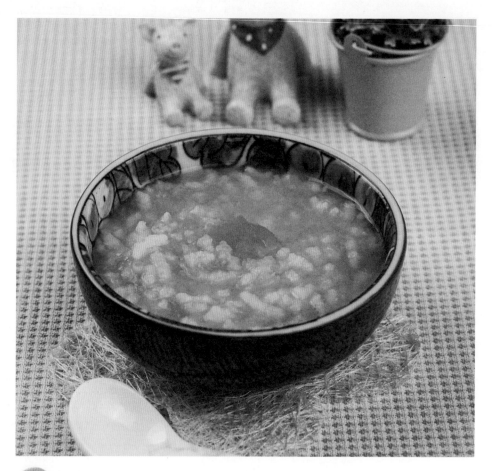

材料 ·················

白米饭 30 克
水梨 20 克
胡萝卜 15 克

小常识

胡萝卜除了含有在体内可转化为维生素A的 β – 胡萝卜素之外，还含有很高的钾和植物纤维，适合成长中的宝宝食用。

做法

1 水梨洗净后，去皮、磨成泥；胡萝卜去皮、蒸熟后，磨泥备用。
2 小锅中放入白米饭和适量水熬煮成粥。
3 最后放入胡萝卜泥和水梨泥拌匀，关火即可。

改善发烧宝宝的不适

焗烤香蕉豆腐

材料

香蕉 30 克
豆腐 20 克
儿童芝士 1/4 片

小常识

香蕉富含热量，宝宝吃完后会产生饱足感，其纤维素含量高，有助于消化排便。而香蕉所含糖类成分具备促进消化吸收的作用，可让消化功能较弱的宝宝活化消化系统。

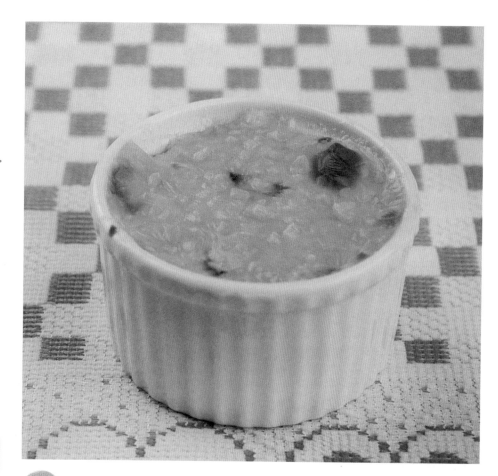

做法

1 香蕉剥皮后，切小丁。
2 豆腐捣碎；芝士切碎。
3 把香蕉、豆腐均匀搅拌后，放在焗烤专用容器里，铺放上芝士，放进微波炉里微波 3 分钟，或者选择放在 160℃预热的烤箱里，烤 10 分钟，两个方法都可行。
4 待表面烤至金黄，取出即可。

扫一扫!

改善发烧宝宝的不适
甜椒蔬菜饭

材料 · · · · · · · · · · · · · · ·

白米饭 20 克
包菜 10 克
甜椒 5 克

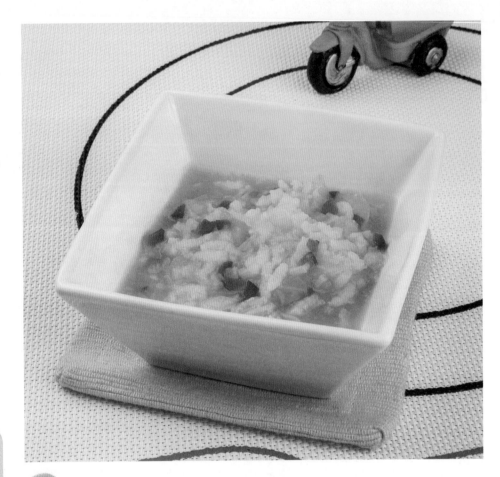

小常识

甜椒对体弱的宝宝很有益处，与肉类、海鲜等食品搭配最好。红椒即使煮熟后也不易变色，但青椒会变色也会损坏维生素的成分，因此建议最后再加入烹煮。

做法

1 将包菜、甜椒切碎。
2 将米饭放入锅中，和包菜、适量水一同熬煮，待粥煮开后，改用小火慢煮。
3 熬煮至收汁后，放入甜椒稍煮片刻，再盖上锅盖焖煮片刻即可。

改善呕吐宝宝的不适
栉瓜小米糊

材料 · · · · · · · · · · · · · · · · ·

白米 30 克
小米 10 克
栉瓜 15 克

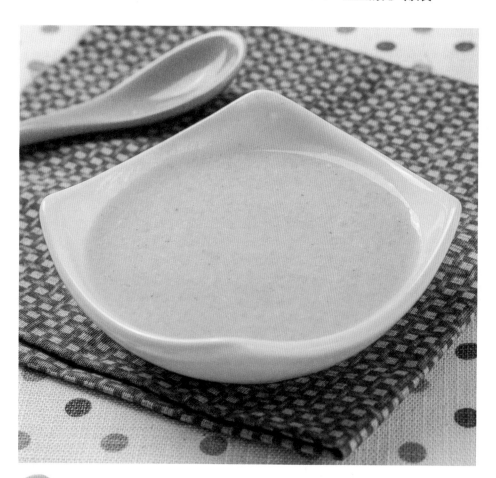

小常识

栉瓜具有清热利尿、润肺止咳、消肿散瘀的功能。还含有一种干扰素的诱生剂，可刺激身体产生干扰素，能增强宝宝的身体免疫力，具有预防疾病发生的功效。

做法

1 将白米、小米洗净，用清水浸泡 1 小时左右，放入搅拌器中并加适量水一起打成米糊。

2 栉瓜洗净后，磨成泥备用。

3 将栉瓜泥加入米糊中，以小火煮开即可。

改善呕吐宝宝的不适
西蓝花
米粉糊

材料 · · · · · · · · · · · · · ·

白米糊 60 克
奶粉 15 克
西蓝花 10 克

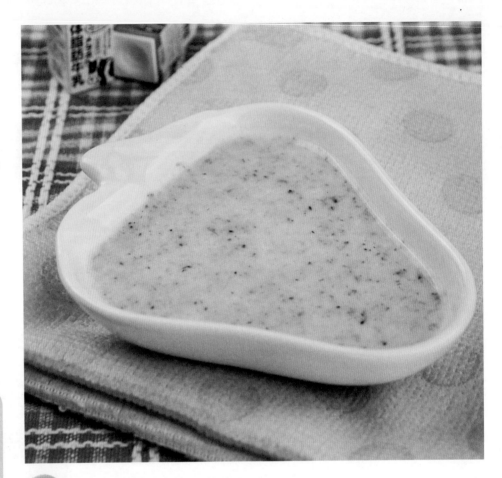

小常识

　　西蓝花属于十字花科，它的热量低、纤维多，而且富含维生素A和维生素C。最重要的是，它除了含有上述的抗氧化维生素以外，还含有数种强力抗癌效果的化合物，很适合添加在宝宝的离乳食中。

做法

1 西蓝花洗净、焯烫后，取花蕾部分剁碎。
2 将白米糊倒入锅中，加入奶粉搅拌均匀，再放入西蓝花末煮沸、拌匀即可。

改善呕吐宝宝的不适
茄子糊

材料 ·

白米粥 60 克
茄子 50 克

小常识

　　茄子含有丰富的维生素E，为其他蔬菜所不能相比，紫色鲜艳外皮更是富含天然抗氧化剂"花青素"。而它富含的水溶性纤维，可帮助宝宝的肠道蠕动，避免便秘发生。虽然茄子的紫色外皮较不易消化，在离乳初期需削去外皮，但因拥有大量维生素，离乳中期后就不需再削皮。

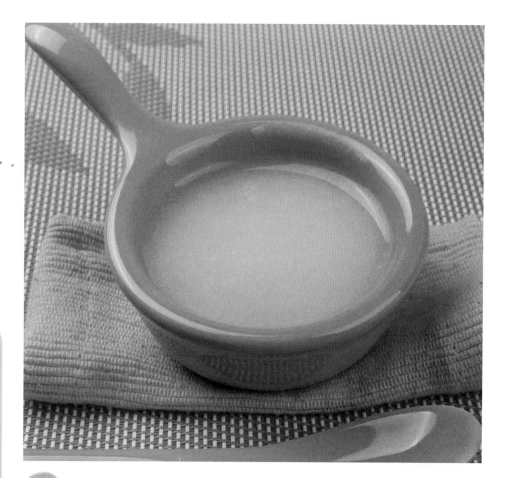

做法

1 茄子洗净去皮，剁碎备用。
2 将剁碎的茄子放入米粥里，用小火熬煮片刻。
3 再将熬好的粥放在滤网上过滤，碾碎粗粒后再煮沸一次即完成。

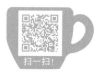
扫一扫!

改善呕吐宝宝的不适

油菜米糊

材料

白米糊 60 克
油菜 2 片

小常识

油菜属于十字花植物科，日常食用的多半是其嫩茎叶。它具备丰富的钙、维生素A、B族维生素和维生素C等营养素。其中钙含量是菠菜的3倍，维生素C也比大白菜多1倍以上，胡萝卜素含量在蔬菜中更是数一数二的，对宝宝来说是极为营养的蔬菜。

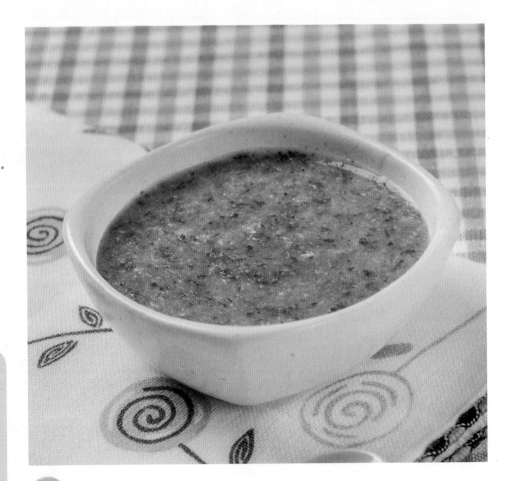

做法

1 油菜洗净，切末。
2 在白米糊中放入适量水、油菜末，搅拌均匀，煮熟即可。

改善呕吐宝宝的不适

花菜
苹果米糊

材料

白米糊 60 克
花菜 10 克
苹果 15 克

小常识

花菜的热量低、纤维多，而且富含维生素A和维生素C，能增强宝宝的免疫力。苹果含有多种维生素和胡萝卜素等营养物质，容易被人体消化吸收，所以非常适合宝宝食用，而且还含有神奇的"苹果酚"，极易在水中溶解，具有抗氧化的作用。

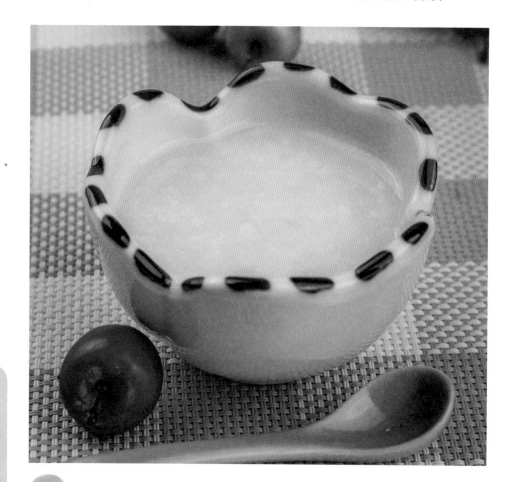

做法

1 花菜洗净、焯烫后，磨碎。
2 苹果去皮、去果核后，磨成泥备用。
3 将花菜放入米糊中稍煮片刻，最后再放入苹果泥，拌匀煮熟即可。

改善呕吐宝宝的不适
丝瓜米泥

材料 · · · · · · · · · · · · · · · · ·

白米粥 75 克
丝瓜 20 克
配方奶粉 15 克

小常识

丝瓜富含多种维生素及多糖体等，有镇静、镇痛、抗炎等作用，但其水分丰富，属寒性食物，体质虚寒或胃功能不佳的宝宝要尽量少食，以免造成肠胃不适。丝瓜中的皂苷有止咳化痰的作用，对出现咳嗽症状的宝宝很好。

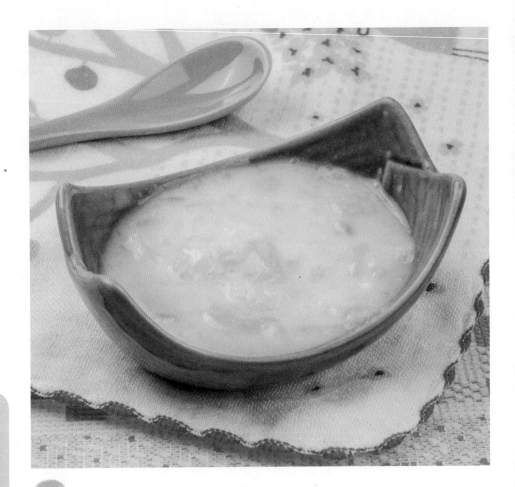

做法

1 将丝瓜削皮后，放到带有蒸气的蒸锅里，蒸到丝瓜熟软再切碎。

2 加热米粥，倒入丝瓜和奶粉，以小火烹煮，搅拌均匀即可。

改善呕吐宝宝的不适
香菇粥

材料 . . . .

白米粥 60 克
香菇 2 个

小常识

香菇含有大量纤维质，吃起来较硬，需煮嫩后食用。香菇含有促进钙质吸收的维生素D，有助强化骨骼，对宝宝很好。香菇要挑选肉质厚实、表面平滑的为佳，色泽黑褐色或黄褐色，菇面要稍带白霜，菇褶紧实细白，柄短而粗。另外，鲜香菇应在低温透气的环境下存放，保存最好不要超过3天。

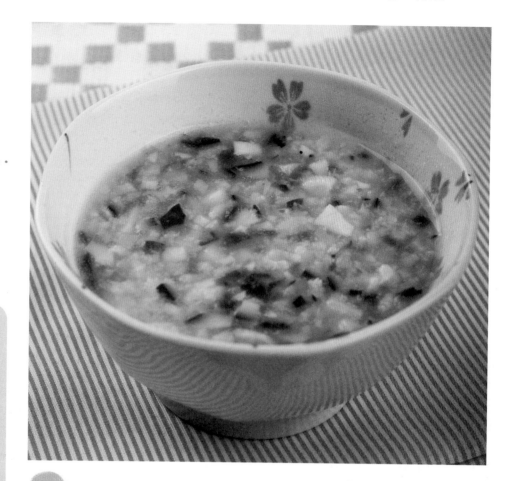

做法

1 将香菇洗净，去蒂，用开水煮熟，再切碎备用。
2 加热白米粥，放入香菇末，再稍煮片刻即完成。

改善呕吐宝宝的不适

西蓝花炖苹果

材料 · · · · · · · · · · · · · · ·

西蓝花 20 克
苹果 25 克
水淀粉 5 毫升

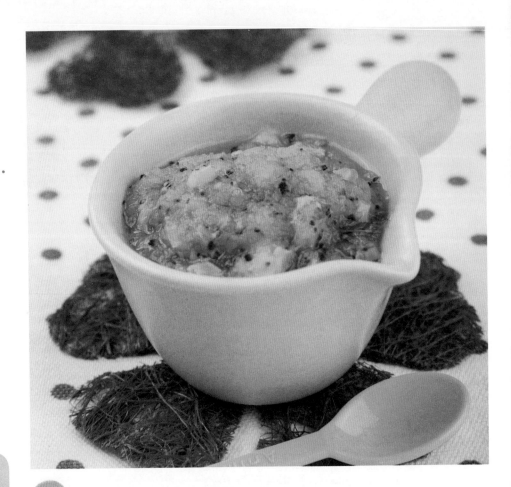

小常识

西蓝花属十字花科类，含有丰富的维生素和植物纤维，其营养价值非常高。质量好的西蓝花，其根部切断面潮湿，且花朵密实不松散。

做法

1 苹果去皮，磨成泥；西蓝花烫熟后，剁碎。
2 锅中放入苹果和西蓝花一起炖煮。
3 倒入水淀粉不停搅拌，直到呈现适当浓稠度，关火即可。

改善呕吐宝宝的不适

丁香鱼
菠菜粥

材料 · · · · · · · · · · · · · · · · ·

泡好的米 15 克
丁香鱼 20 克
菠菜 10 克
芝麻油少许
海带高汤 90 毫升

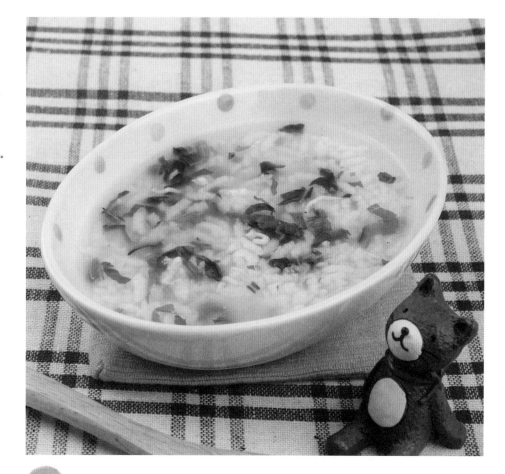

小常识

丁香鱼含有丰富的钙质，能促进宝宝的骨骼成长发育。购买时不要选择颜色过白的。

做法

1 白米磨碎；菠菜焯烫后切碎，备用。
2 丁香鱼放入滤网用开水冲洗，去掉盐分。
3 锅中放入海带高汤和白米熬煮成粥，再放入菠菜、丁香鱼略煮。
4 最后滴上芝麻油拌匀即可。

改善呕吐宝宝的不适
山药粥

材料 . . . .

白米粥 75 克
山药 30 克
虾仁 1 个
葱花 5 克
海带高汤 60 毫升

小常识

山药含有多种氨基酸，被人体吸收后，能促使身体组织功能维持正常运作、代谢坏细胞。而且山药因含有黏质多糖，进入胃肠道内，可促进蛋白质、淀粉的分解及吸收，对宝宝来说是很好的食材。

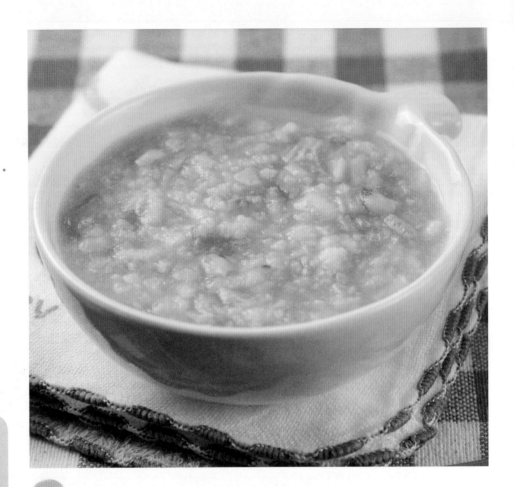

做法

1 山药去皮、洗净后，切小块；虾仁去肠泥，洗净后切丁。
2 锅中放入白米粥、海带高汤一起熬煮，再加入山药块、虾肉丁及葱花一起煮熟即可。

改善呕吐宝宝的不适

香菇蔬菜面

材料

鸡蛋面条 50 克
菠菜 20 克
香菇 5 克
黑木耳 5 克
鸡肉高汤 100 毫升

小常识

香菇由于蕴含多糖体，可以提高宝宝体内细胞的活力，进而增强人体免疫力。宝宝在离乳初期时，可将面条煮烂一点，等进入离乳后期，便可以尝试稍微有口感一点的面条来引发宝宝的食欲，并且训练他的咀嚼及吞咽能力。

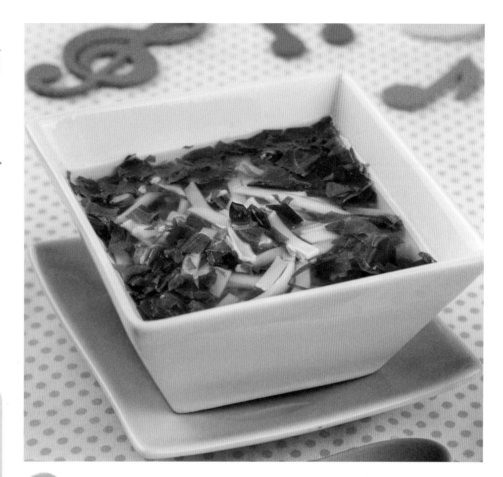

做法

1 将鸡蛋面切成小段；菠菜用开水焯烫后，沥干、剁碎；香菇洗净后，去蒂头、切碎；黑木耳洗净，剁碎。

2 在锅中加入鸡肉高汤，煮沸后放入鸡蛋面条、黑木耳以及香菇，再转小火焖煮至烂，最后加入菠菜即完成。

改善呕吐宝宝的不适
山药鸡汤面

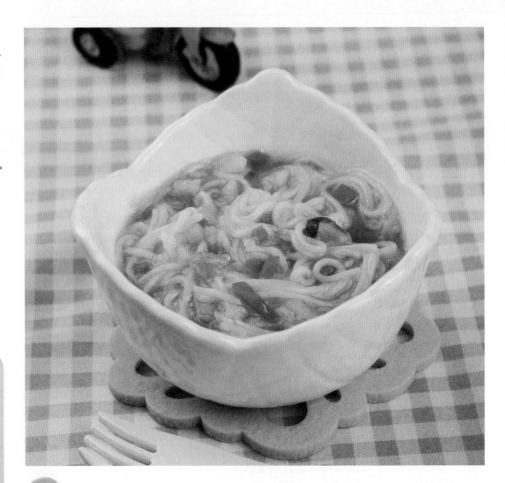

材料 · · · · · · · · · · · · · · · ·

细面条 50 克
山药 30 克
白菜 20 克
胡萝卜 5 克
鸡肉高汤适量

小常识

　　山药含有多种氨基酸，被人体吸收后，可以促使身体组织功能维持正常运作、更新，以及代谢坏细胞。白菜能帮助消化、强化胃部，对消化不良、便秘的宝宝非常有益。若是宝宝手脚容易冰冷，可用菠菜替代白菜来使用，或是在汤里添加些许姜汁一起熬煮。

做法

1 将细面条切成小段；白菜洗净，剁碎备用。
2 山药和胡萝卜洗净后，去皮、剁碎。
3 锅中加入鸡肉高汤煮沸后，再下山药、胡萝卜熬煮片刻。
4 最后将面条及白菜放入锅中，转小火焖煮至烂即可。

改善呕吐宝宝的不适
玉米排骨粥

材料 • • • • • • • • • • • • • • • •

白米粥 75 克
玉米粒 10 克
猪排骨肉 20 克

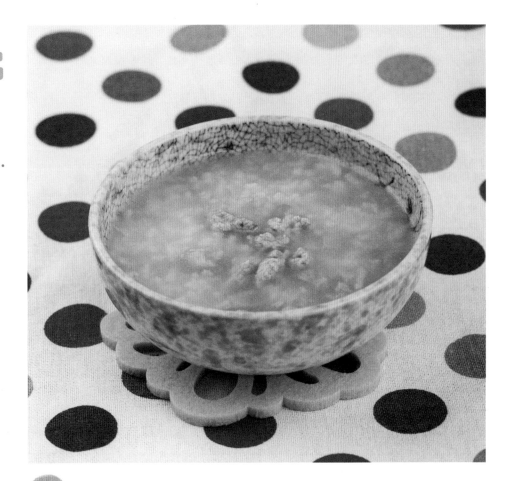

小常识

为了防止宝宝不小心
吞下骨头，在喂食之前先去
除骨头，取肉的部分烹煮。

做法

1 将玉米粒洗净，捣碎；猪排骨洗净后，去骨取肉并汆烫，留汤备用，再将肉切成小丁。

2 将排骨汤汁放入锅中煮沸后，放入白米粥、玉米粒、猪排肉，再用小火熬煮至食材熟透即可。

改善呕吐宝宝的不适
牛肉海带粥

材料 · · · · · · · · · · · · · · · ·

白米饭 30 克
牛肉 20 克
海带 15 克
高汤适量
芝麻油少许

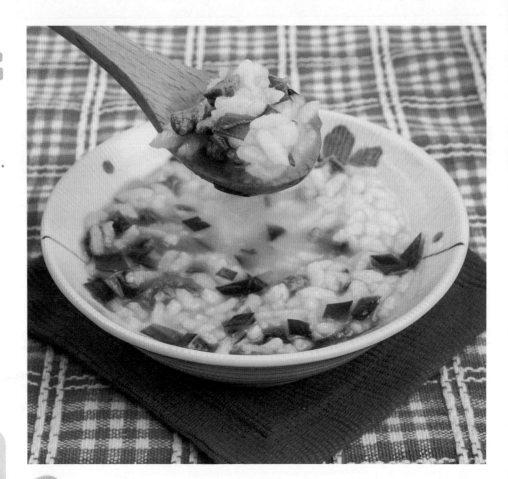

小常识

　　牛肉含有丰富的蛋白质，能提高免疫力，对宝宝生长发育特别有益。海带在烹调前必须除去盐分，方法是先浸泡5~6分钟后再以热水、凉水的顺序反复清洗。

做法

1 牛肉切碎；海带洗净，切碎备用。

2 锅中放入芝麻油，将碎牛肉略炒一下，再放入海带拌炒。

3 待锅中食材煮熟后，再放入白米饭和高汤稍煮一下即可。

改善便秘宝宝的不适

青菜泥

材料 · · · · · · · · · · · · · · · · · ·

绿色蔬菜 30 克

小常识

蔬菜含有丰富的纤维素，能促进宝宝肠胃蠕动，维持肠胃健康，每餐最好都要摄取足够的分量，可避免宝宝发生便秘的状况。如果宝宝排斥蔬菜泥的味道，可以拌入一些红薯泥或土豆泥，增加香气和甜味，让宝宝吃得更健康。

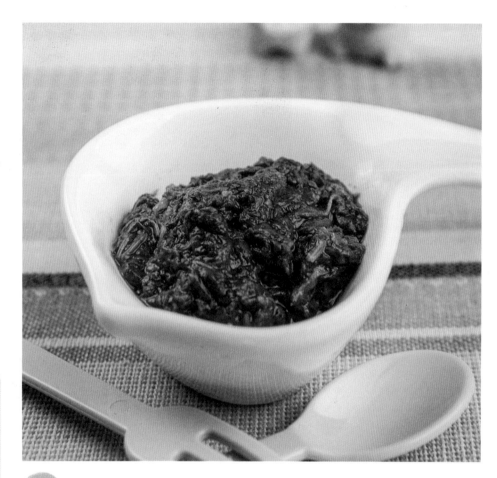

做法

1 将青菜洗净，去梗、取嫩叶，撕碎备用。

2 撕碎的青菜叶用滚水快速焯烫后，捞起，沥掉多余的水分。

3 将青菜放在研磨器中，用研磨棒捣碎、挤压，直到变成菜泥即完成。

扫一扫!

改善便秘宝宝的不适
麦粉糊

材料 · · · · · · · · · · · · · · · ·

燕麦 45 克
西蓝花 2 朵

小常识

燕麦含有丰富的蛋白质、脂肪、钙、磷、铁及B族维生素，其脂肪含量为麦类之冠，维生素 B_1、B_2 相较白米含量高，同时也是补钙的最佳来源之一，是制作离乳食非常好的选择。

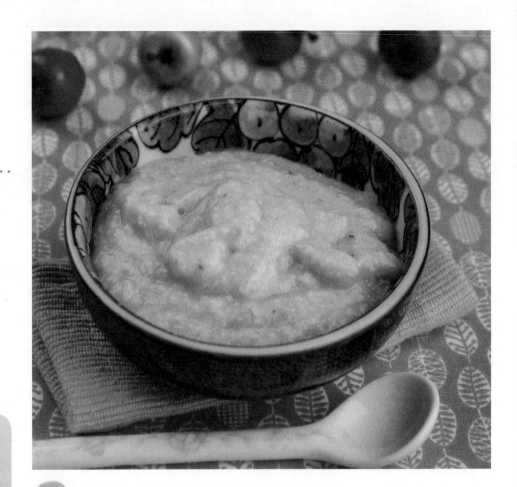

做法

1 将西蓝花洗净，取花蕾聚集而成的花苔部分，切碎后将其放入滚水中。
2 炖煮 10 分钟后，过滤、取西蓝花汁。
3 燕麦磨成粉，放进锅中，再倒入适量西蓝花汁，均匀搅拌，煮开即可。

改善便秘宝宝的不适

包菜
菠萝米糊

材料 · · · · · · · · · · · · · · · ·

白米糊 60 克
菠萝 15 克
包菜 10 克

小常识

菠萝含有丰富的维生素B_1和柠檬酸，能促进新陈代谢、恢复疲劳和增加食欲，而所含维生素C不受高温破坏，因此，对制作离乳食品来说是不错的选择。另外，菠萝所含的酶除了帮助消化外，还可抗炎。在选择上，要挑选新鲜、完全成熟的较佳，如果宝宝食用未成熟的菠萝，会出现消化不良、皮肤瘙痒等症状。

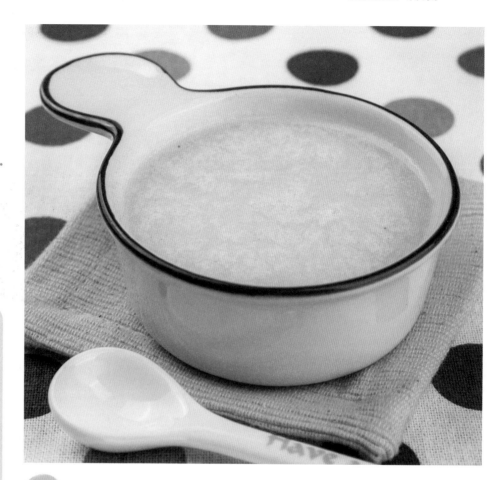

做法

1 包菜用清水洗净，去除中间粗硬部分。

2 将处理好的包菜叶用开水焯烫一下，再用搅拌机搅碎成泥。

3 菠萝去皮，搅拌成泥。

4 把搅碎后的包菜和菠萝放入米糊中，用小火煮开即可。

改善便秘宝宝的不适
燕麦南瓜泥

材料 · · · · · · · · · · · · · · · ·

南瓜 20 克
燕麦 10 克

小常识

　　燕麦富含可溶性纤维，能整肠健胃，搭配具备多种营养素的南瓜，不但能增强免疫力，还有助肠胃道消化系统，可说是非常适合宝宝食用。在宝宝满5个月以后，作为离乳食的粥品可在喂奶时间一起吃，先吃粥，后吃奶，但奶量不要一下子减得太多或太快，需依据宝宝食用后的情况适量调整。

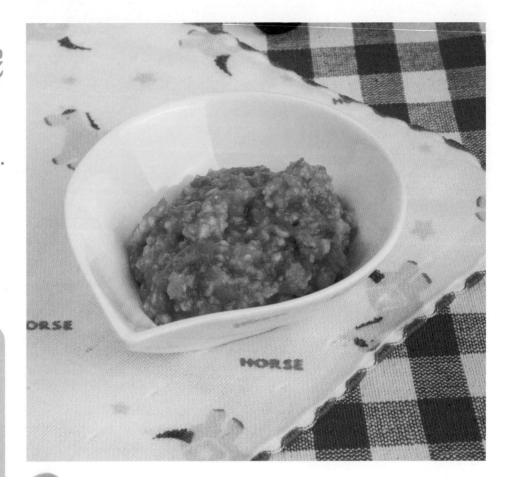

做法

1 燕麦洗净、煮熟后，用滤网过滤，取出燕麦磨成泥备用。

2 南瓜洗净，放入蒸锅中蒸至熟透后，去皮、去籽。

3 将南瓜压成泥，再倒入燕麦泥，搅拌均匀即可。

改善便秘宝宝的不适

板栗上海青稀粥

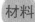

材料 . . . .

白米粥 60 克
板栗 1 个
上海青 10 克

小常识

　　板栗所含的维生素C，即使加热过后，也不会破坏含量。上海青含有丰富的胡萝卜素和钙，是防治维生素D缺乏的理想蔬菜，可改善宝宝缺钙、软骨等状况，并有助于强健骨骼、增强免疫力，很适合当离乳食品。

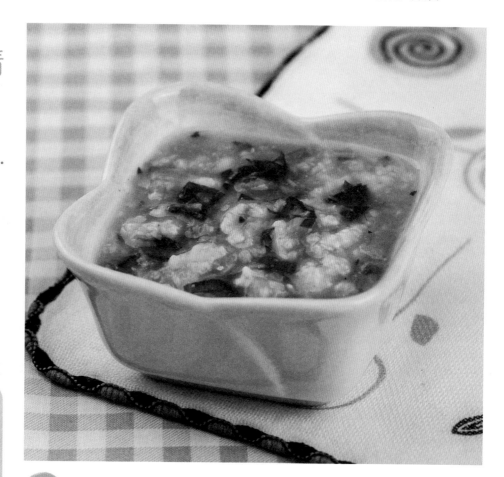

做法

1 板栗去壳，蒸熟后去膜、切小丁，再磨碎备用。
2 上海青洗净后，切碎。
3 将白米粥加热，放入板栗末和上海青末，用小火熬煮片刻，直到上海青熟软即完成。

117

改善便秘宝宝的不适
酪梨紫米糊

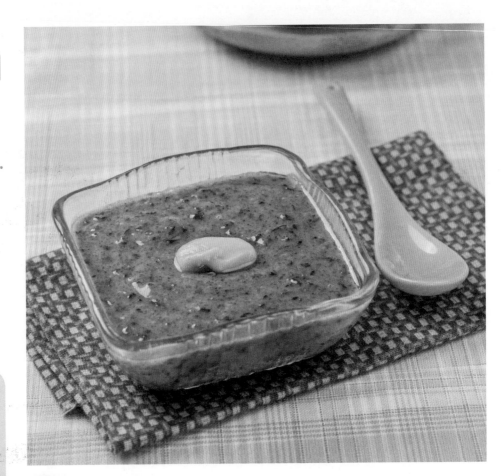

材料 · · · · · · · · · · · · · · · ·

白米粥 30 克
紫米粥 30 克
酪梨 25 克

小常识

　　酪梨低糖分、高能量，含有人体所需的大部分营养素，具有抗发炎、补充营养的功效，对宝宝身体的好处非常多。有的宝宝不喜欢酪梨没有甜味及略带滑腻的口感，可使用配方奶来制作酪梨牛奶，或添加在其他食品里，让宝宝同时食用。

做法

1 将白、紫米粥加适量水，放入搅拌器内磨碎。
2 酪梨去皮、去果核，再磨成泥备用。
3 加热米糊，再将酪梨泥放入，拌匀即可。

改善便秘宝宝的不适

酪梨土豆米糊

材料

白米糊 60 克
酪梨 10 克
土豆 10 克

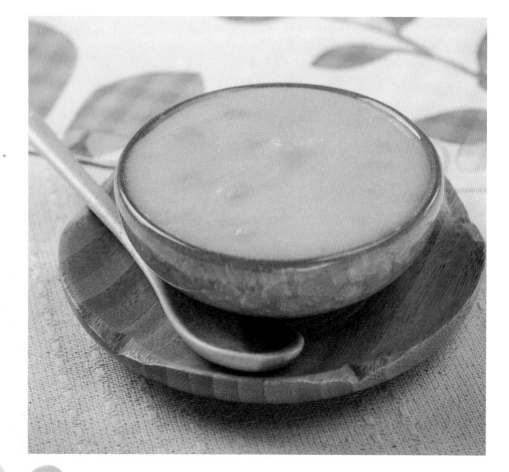

小常识

酪梨含有丰富的脂肪、碳水化合物、蛋白质、维生素等，可帮身体较为虚弱的宝宝补充多种营养。

做法

1 土豆洗净、去皮后，蒸熟并捣成泥备用。
2 酪梨洗净后，去皮、去核，再磨泥备用。
3 加热白米糊，放入土豆和酪梨，搅拌均匀即可。

改善便秘宝宝的不适

胡萝卜菜豆米糊

材料 · · · · · · · · · · · · · · · ·

白米糊 60 克
胡萝卜 10 克
菜豆 10 克

小常识

菜豆的营养包含了蛋白质、脂肪、碳水化合物、B族维生素、维生素C、钙、铁等营养素，其中蛋白质、B族维生素含量较为丰富，可帮助消化，促进宝宝食欲。

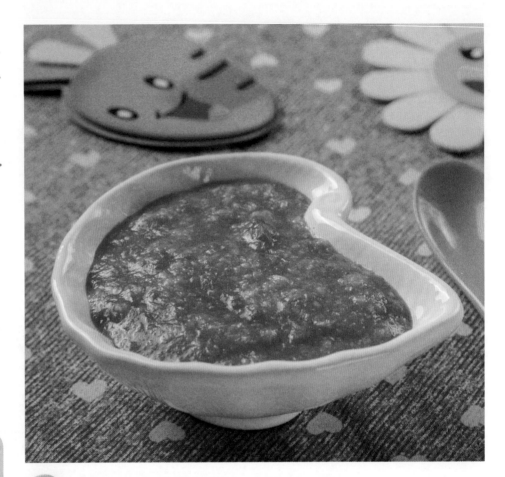

做法

1 胡萝卜去皮、蒸熟，磨成泥备用。
2 菜豆洗净，煮熟，剥完皮后磨成泥。
3 白米糊加适量水煮开。
4 在煮好的米粥里，放入胡萝卜泥和菜豆泥拌匀，再用小火熬煮片刻即可。

改善便秘宝宝的不适
红薯胡萝卜米糊

材料· · · · · · · · · · · · · · · · ·

白米糊 60 克
红薯 10 克
胡萝卜 10 克

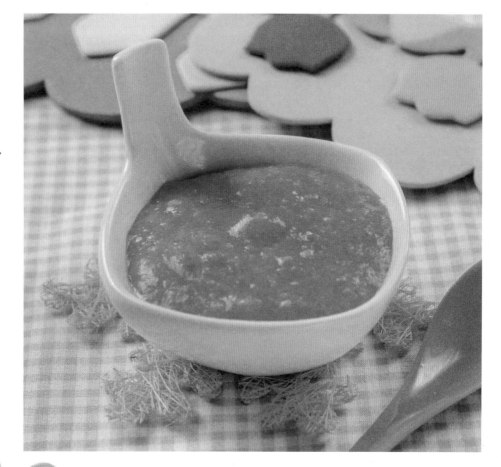

小常识

红薯和胡萝卜都含有丰富的 β–胡萝卜素，且口感绵密，非常适合宝宝学习吞咽。除了让宝宝吃进营养外，还增加饱足感。

做法

1 将白米粥加适量水，搅拌成米糊。
2 红薯蒸熟后，去皮、磨成泥。
3 胡萝卜削皮后，蒸熟、磨成泥。
4 加热白米糊，放进红薯泥和胡萝卜泥，熬煮片刻即可。

改善便秘宝宝的不适
胡萝卜泥

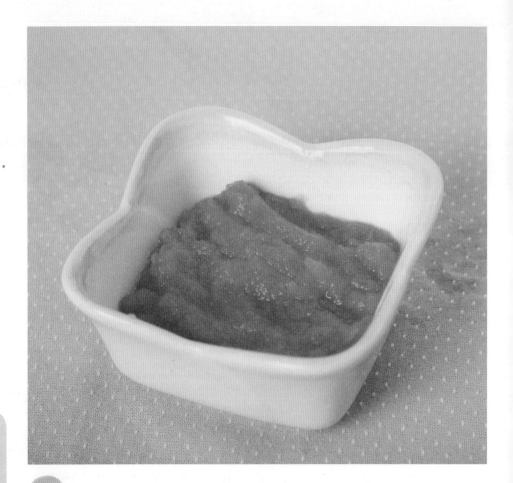

材料 . . . .

胡萝卜 50 克
配方奶粉 15 克

小常识

宝宝在断乳中期多
吃泥状食物的话，饱足感
较足，尤其在晚餐时吃
饱，半夜才不会因肚子饿
哭闹。胡萝卜富含包含叶
酸在内的多种维生素、钙
质、胡萝卜素和食物纤维
等有益宝宝健康的成分。

做法

1 胡萝卜洗净、去皮，切小块，放入锅中蒸熟后，再捣成泥状。
2 将配方奶粉加入适量温水拌匀，放进锅中加热，再放入胡萝卜泥搅拌均匀，等
奶汁收干后即可。

改善便秘宝宝的不适
红薯板栗粥

材料

白米粥 60 克
红薯 15 克
板栗 2 个
菠菜 10 克
高汤 30 毫升

小常识

红薯是淀粉类的食物来源，属于高纤食物，可健胃益气，预防宝宝便秘，且富含 β−胡萝卜素，是制作断乳食材不错的选择。不过，红薯含有较高的钾离子，肾功能较差的宝宝不宜过量食用。挑选红薯时，最好选用形体完整、表面无凹凸不平、无皱纹、无发芽者为佳。

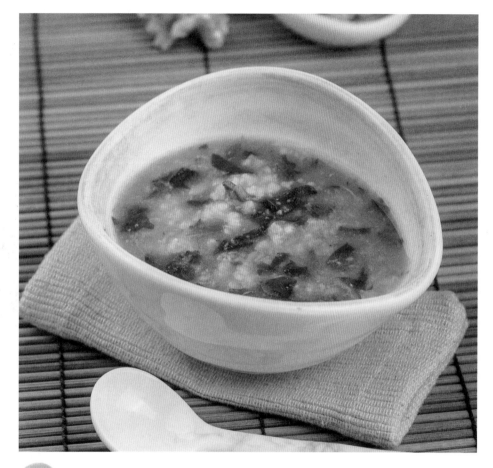

做法

1 菠菜用开水焯烫后，切成细末。
2 红薯和板栗去皮、蒸熟后，放入研磨器内磨成泥。
3 高汤放入白米粥内一起熬煮，煮滚后将红薯、板栗放入锅中，再放入菠菜一起熬煮即可。

改善便秘宝宝的不适

南瓜豆腐泥

材料 ·················

南瓜 20 克
嫩豆腐 50 克
蛋黄 1 个

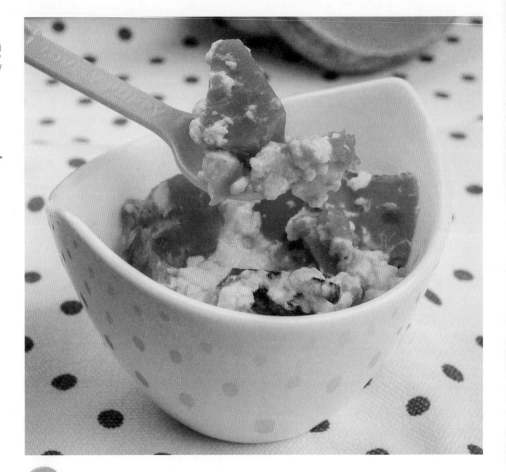

小常识

　　南瓜为葫芦科植物，味甜肉厚，可以代替粮食，而且皮、肉都可以食用。

做法

1 南瓜洗净、去皮，切小丁；嫩豆腐捣碎备用。

2 在锅内倒入适量水和南瓜丁炖煮，直到南瓜变软，再将嫩豆腐加进去，边煮边搅拌。

3 将蛋黄打散，加入汤内即可。

改善便秘宝宝的不适

南瓜蛤蜊浓汤

材料 · · · · · · · · · · · · · · · ·

南瓜 20 克
蛤蜊肉 3 个
配方奶粉 10 克
鸡肉高汤适量

小常识

南瓜含有丰富的维生素A、C及矿物质磷、钙、镁、锌等，并含有大量的果胶，与含淀粉的食物混吃，会使碳水化合物的吸收减慢，而促进胃内食物排空。

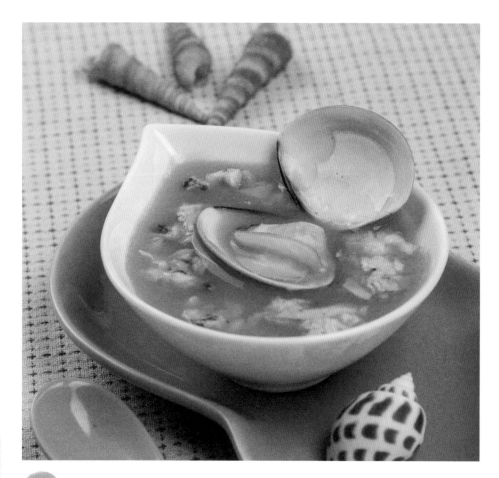

做法

1 将南瓜洗净、去皮，蒸熟后磨成泥。
2 蛤蜊洗净、氽烫后，取出蛤蜊肉剁碎备用。
3 配方奶粉加入少量开水，调成奶水。
4 在小锅内，放入适量水、鸡肉高汤、南瓜泥、剁碎的蛤蜊肉和配方奶水，用小火煮开即可。

改善便秘宝宝的不适

薏仁南瓜鳕鱼粥

材料 · · · · · · · · · · · · · · · · · · ·

白米稀粥 60 克
鳕鱼肉 15 克
南瓜 10 克
薏仁粉 5 克

小常识

薏仁含丰富的碳水化合物、蛋白质、B族维生素等，具有利尿、消炎、镇痛等作用。南瓜含丰富的维生素A、B族维生素，可强化黏膜，对宝宝的视力非常有帮助。也可用薏仁取代薏仁粉，但在煮之前，需先浸泡一段时间，才容易煮软，并且需磨碎才能给宝宝食用。

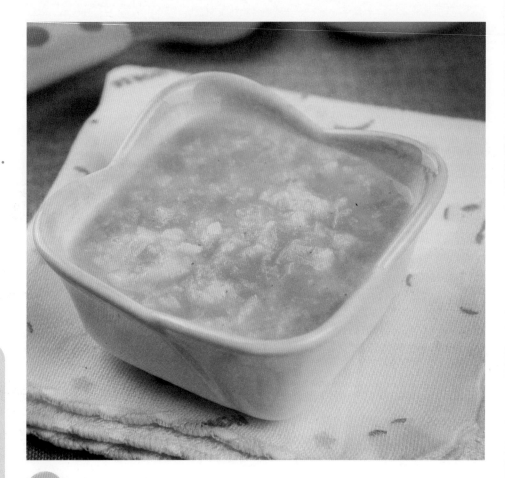

做法

1 鳕鱼去刺、剥皮后，剁碎备用。
2 南瓜洗净、去皮，剁碎备用。
3 在锅中放入白米稀粥，煮沸后加入剁碎的南瓜，待南瓜煮软后，再放入鳕鱼肉煮熟。
4 最后加入薏仁粉，搅拌均匀即可。

改善便秘宝宝的不适

糙米黑豆杏仁稀粥

材料

白米 45 克
紫米 15 克
糙米 15 克
黑豆粉 15 克
杏仁粉 15 克

小常识

糙米含有较多的B族维生素，虽不易消化，但纤维质却是白米的3倍，因此对预防便秘非常有效。紫米能够调节身体，强化免疫力、预防疾病，体质虚弱的宝宝可以多吃。以上两者和黑豆都是很好的谷物，但有不易消化的缺点，所以在熬煮前要先磨碎，才能帮助宝宝肠胃消化吸收。

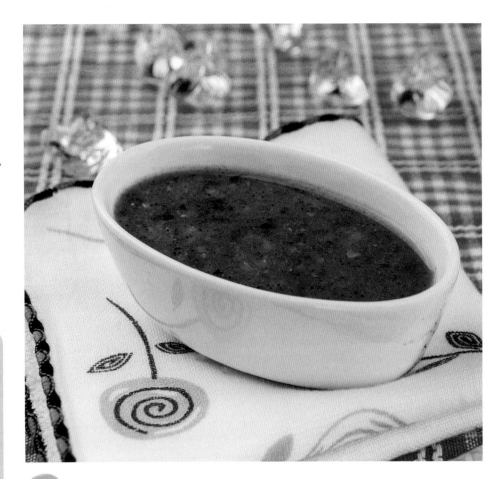

做法

1 把白米、糙米、紫米搅碎，加适量水熬煮成粥。
2 将黑豆粉、杏仁粉加入粥里熬煮，让所有食材味道融合即可。

改善便秘宝宝的不适
综合水果鱼

材料 · · · · · · · · · · · · · · · · · · ·

白肉鲜鱼 25 克
综合水果 20 克

小常识

鲜鱼肉脂肪低，肉质软嫩又无腥味，适合宝宝入口。另外，鲜鱼在洗净、切块后，撒些许盐后用塑胶袋裹紧，放入冷冻室里保存，便可方便下次取用。在水果的选用上，可挑选当季盛产水果，不仅让宝宝食用时增添口感，更饱含丰富营养素。

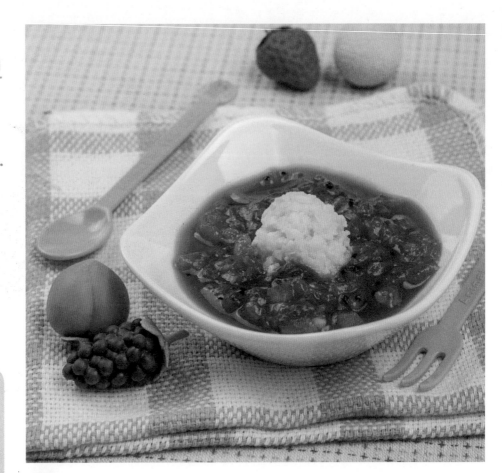

做法

1 鲜鱼蒸熟，去皮和去刺，切碎备用。
2 当季综合水果洗净，切小丁。
3 锅中加适量水煮沸，放入综合水果丁，煮成水果泥汁，淋入鱼泥中即可。

改善便秘宝宝的不适
甜红薯丸子

材料 ·················

红薯 40 克
牛奶 25 毫升

小常识

红薯的营养成分十分
丰富，除糖分外，还含有
即使加热也不会被破坏的
维生素C，另外还具备丰
富的植物纤维，可避免宝
宝产生便秘。红薯要挑选
大而圆的，这样形状的红
薯不仅口感松软，而且容
易烹煮。另外，表面光滑
无伤疤，颜色自然鲜艳的
才是上品，而表皮带有斑
点且凹凸不平的红薯会有
苦味，并含有害成分。

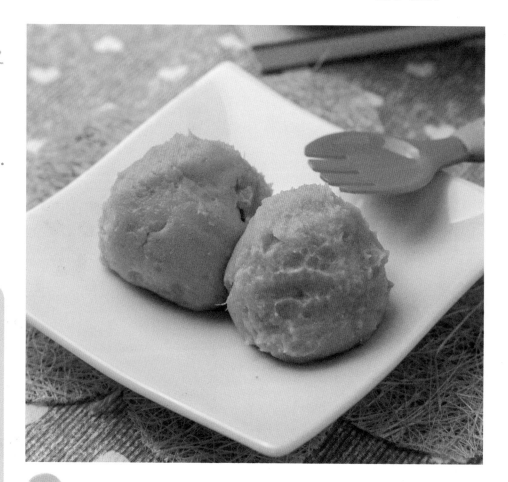

做法

1 将红薯洗净、去皮、蒸熟，压成泥。
2 加入牛奶，搅拌均匀，揉成丸子状即可。

扫一扫!

改善便秘宝宝的不适
南瓜羊羹

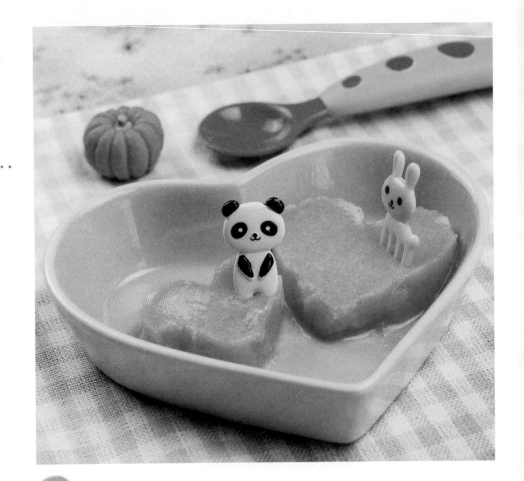

材料 . . . .

南瓜 30 克
洋菜粉 5 克
牛奶 15 毫升

小常识

　　色泽偏红的南瓜含有茄红素，具备抗氧化的功效，能加强免疫力和预防宝宝皮肤过敏或感冒。

做法

1 南瓜去皮、去籽后，蒸熟、磨泥。
2 锅中加入洋菜粉、牛奶和南瓜泥，边搅拌边煮，熬至洋菜粉完全溶化后放凉。
3 将做法 2 的食材盛盘，放进冰箱冷藏 1 ~ 2 个小时，待完全凝固后即可。

改善便秘宝宝的不适
橙汁炖红薯

材料 · · · · · · · · · · · · · · · ·

红薯 20 克
胡萝卜 20 克
橙汁 50 毫升

小常识

红薯含有多种营养素，包含丰富的膳食纤维及各种维生素，具有调理肠胃、改善便秘的功效，可帮助宝宝将身体废物大量排出。一般来说，食用红薯要尽量配合自然作息时间来吃。这是由于下午以后身体的新陈代谢变差，红薯的糖分容易累积，因此，中午12点以后建议不要再让宝宝食用红薯了。

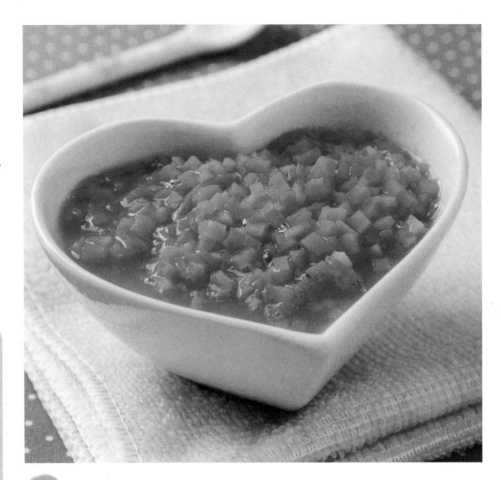

做法

1 将红薯和胡萝卜分别洗净、去皮，切成小丁状。
2 锅中加橙汁和适量水，放入红薯、胡萝卜，煮至食材熟透即可。

改善便秘宝宝的不适
菠菜南瓜稀饭

材料 . . . .

白米粥 75 克
南瓜 20 克
菠菜 10 克
豆芽 10 克
鸡蛋 1 个
芝麻少许
食用油少许

小常识

菠菜中不仅含有维生素、钙、铁等营养物质，还含有丰富蛋白质，并具备调节宝宝胃肠功能、防治口腔溃疡、口腔炎等功效。

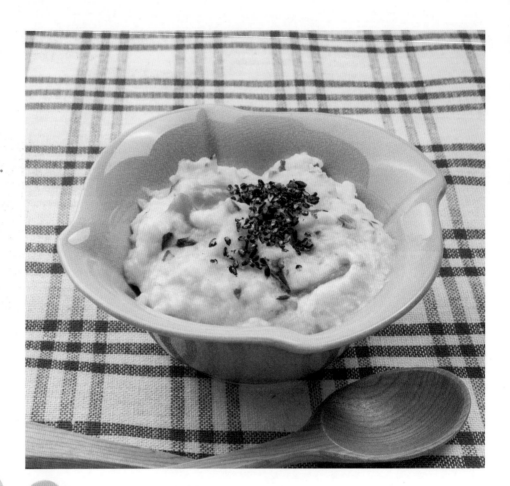

做法

1 南瓜洗净后，去皮、去籽，再切丁；菠菜焯烫后，剁碎备用；芝麻磨成粉。
2 豆芽去掉头尾部分，切碎；鸡蛋取蛋黄部分。
3 在锅中倒入食用油，放入南瓜翻炒一下，再下豆芽、适量水煨煮片刻。
4 最后加入米粥、菠菜，待南瓜熟软后，加入蛋黄拌匀，盛盘后撒上芝麻即可。

改善便秘宝宝的不适

鸡肉酱
包菜

材料 · · · · · · · · · · · · · · ·

鸡胸肉 50 克
包菜 10 克
胡萝卜 10 克
豌豆 5 粒
高汤 200 毫升
水淀粉 5 克

小常识

鸡肉能增强体力、强壮身体、保护皮肤。包菜含有极高营养成分，包含赖氨酸、B族维生素、维生素C、钙、磷、钾及丰富纤维素，对成长发育中的宝宝非常有益处。其中钙、铁、磷含量更是高居各类蔬菜中的前五名。

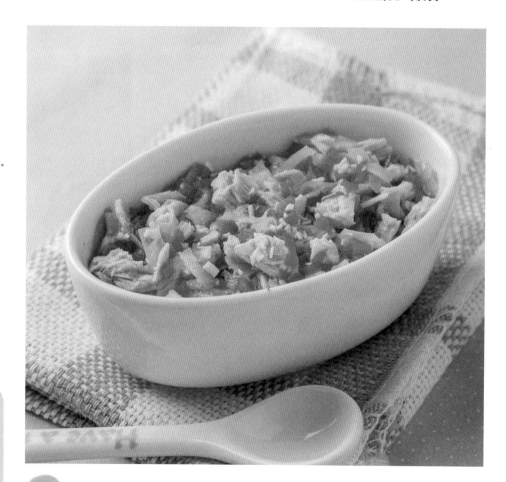

做法

1 鸡胸肉煮熟、剁碎；包菜洗净，切细丝。

2 胡萝卜去皮，切小丁；豌豆煮熟、去皮后，稍微压碎。

3 锅中放进高汤、适量水、包菜和胡萝卜一起熬煮，再放入煮熟的碎鸡肉、豌豆，最后用水淀粉勾芡即可。

改善便秘宝宝的不适

火腿莲藕粥

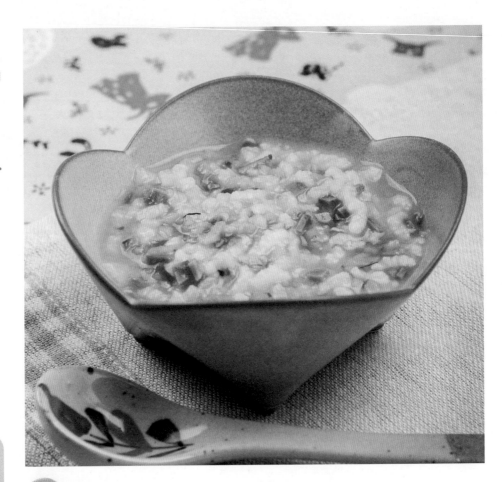

材料

白米粥 75 克
莲藕 20 克
火腿 20 克
高汤 50 毫升

小常识

莲藕含有很高的碳水化合物，其中富含淀粉、蛋白质、维生素C和B$_1$以及钙、磷、铁等无机盐。莲藕易于消化，有促进血液循环、健胃、增进食欲等功效，对宝宝很好。

做法

1 莲藕洗净、去皮，切细碎；火腿切成丁，用开水氽烫一下。
2 锅中放入白米粥、高汤、莲藕和火腿，用大火煮沸，再转中火续煮至食材软烂，即完成这道火腿莲藕粥。

改善便秘宝宝的不适
芹菜鸡肉粥

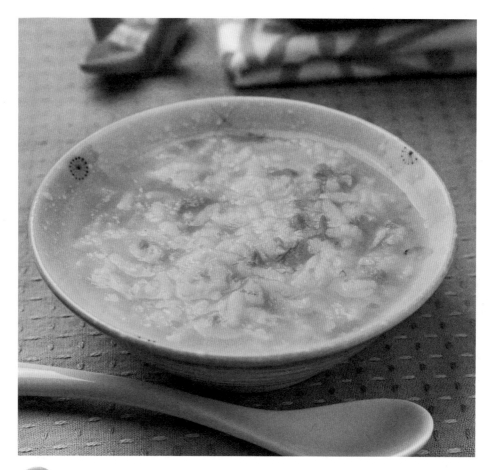

材料 · · · · · · · · · · · · · · · ·

白米粥 75 克
芹菜叶 10 克
鸡胸肉 20 克

小常识

芹菜是高纤维食物，而芹菜叶的营养成分更是远远高于芹菜茎，胡萝卜素、维生素B$_1$、维生素C、蛋白质和钙都非常丰富。一般人吃芹菜时只吃茎不吃叶，其实芹菜叶中的营养成分远远高于芹菜茎。营养学家曾对芹菜的茎和叶片进行营养成分的测试，发现芹菜叶片中有10项营养指标超过了茎。

做法

1 鸡胸肉洗净、氽烫后，切碎备用。
2 芹菜叶洗净、切碎。
3 加热白米粥，放入鸡胸肉和芹菜叶煮熟即可。

改善便秘宝宝的不适
鲜肉油菜饭

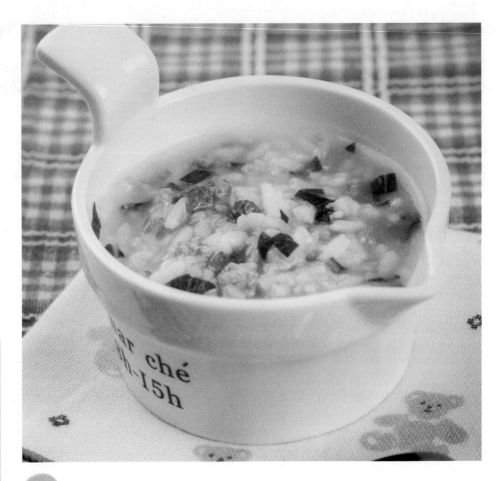

材料 · · · · · · · · · · · · · · · · ·

白米饭 30 克
猪肉末 20 克
油菜 10 克
高汤 75 毫升

小常识

　　猪肉能够提供宝宝
所需的蛋白质、脂肪、维
生素及矿物质，以修复组
织、加强免疫力、保护器
官功能。油菜则具有强化
胃肠的功效。多吃肉类容
易造成血脂肪、胆固醇过
高，但是摄取不足也会产
生营养不良的副作用，因
此肉类搭配蔬菜有互补的
作用，可摄取到均衡营养。

做法

1 猪肉取无脂肪的部分，剁碎备用。

2 油菜洗净，切碎。

3 锅里倒入高汤及白饭煮沸，再放入猪肉末，用大火稍煮片刻，再改用小火继续
　熬煮。

4 待肉末全熟后，放入油菜末搅拌均匀，等汤汁稍微收干即可。

改善便秘宝宝的不适
鳕鱼蔬菜乌冬面

材料 . . . .

鳕鱼肉 30 克
生乌冬面 40 克
大白菜嫩叶 15 克
胡萝卜 40 克
海带汤 100 毫升

小常识

鳕鱼含有丰富的蛋白质、维生素A、维生素D、钙、DHA等物质，易于消化且口感软嫩，具备活化脑细胞的功能，对于离乳期的宝宝能提供丰富的营养素，有益于宝宝发育成长。鳕鱼是白肉鱼的代表之一，在购买已切好的鳕鱼时，要注意先看切断面的颜色，肉质透明且呈淡粉色的才新鲜。

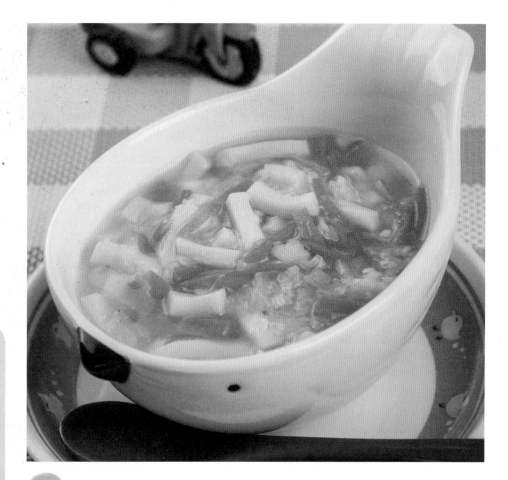

做法

1 将鳕鱼肉以沸水煮熟，去除鱼皮、鱼刺，再捣碎备用。
2 将大白菜叶、胡萝卜洗净，切丝备用。
3 乌冬面切成小段，用沸水煮熟后捞出，沥干水分备用。
4 锅中加入海带汤、大白菜丝、胡萝卜丝、鳕鱼肉泥和乌冬面，煮至蔬菜熟透即完成。

改善便秘宝宝的不适

黑芝麻拌饭

材料 · · · · · · · · · · · · · · · ·

白米饭 30 克
南瓜 20 克
菠菜 15 克
豌豆 5 克
黑芝麻 2 克

小常识

黑芝麻中的卵磷脂很
多，能促进宝宝体内的新
陈代谢。

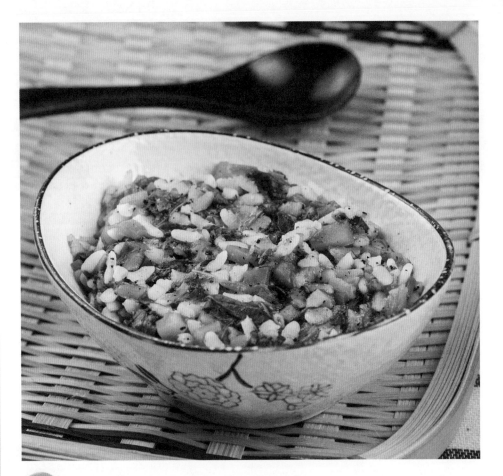

做法

1 南瓜去皮、去籽，切小丁备用。

2 菠菜洗净后，快速焯烫、磨碎；豌豆焯烫后，去皮、磨碎。

3 黑芝麻磨成粉状备用。

4 锅中放水，加入南瓜、菠菜、豌豆熬煮片刻，再放入黑芝麻粉、白米饭煮至熟
软即可。

改善便秘宝宝的不适

鸡肉番茄酱面

材料

西红柿 1 个
鸡肉 30 克
芥菜 15 克
面条 30 克

小常识

西红柿富含茄红素、类胡萝卜素、维生素A及维生素C等，可保护宝宝的眼睛、增进食欲及帮助消化。

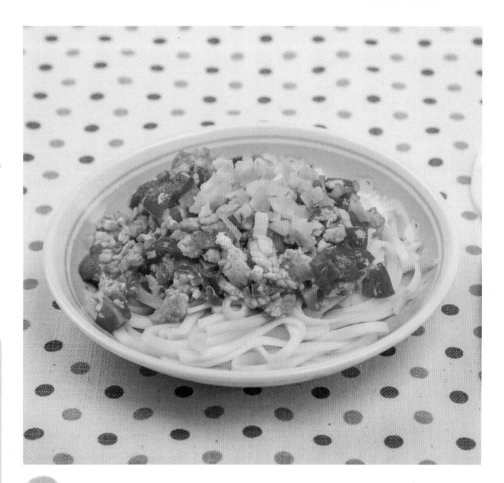

做法

1 面条用水煮熟后切小段；芥菜洗净，切末。

2 将西红柿用开水焯烫后，去皮、去籽，压碎成泥状。

4 鸡肉洗净、汆烫后，放入西红柿泥和水熬煮成鸡肉番茄酱，加入芥菜稍煮，最后将其淋在面条上即可。

Part 4
养育聪明宝宝的教养原则

　　为了让宝宝更聪明，有几个原则爸妈应该适当遵守，换句话说，在进行早期的引导教育之前，除了要让宝宝拥有健康的身体，教育更要分阶段来进行，依照宝宝的年纪及资质，循序渐进地加以引导。这样，宝宝才能在快乐的学习环境中培养聪明才智。

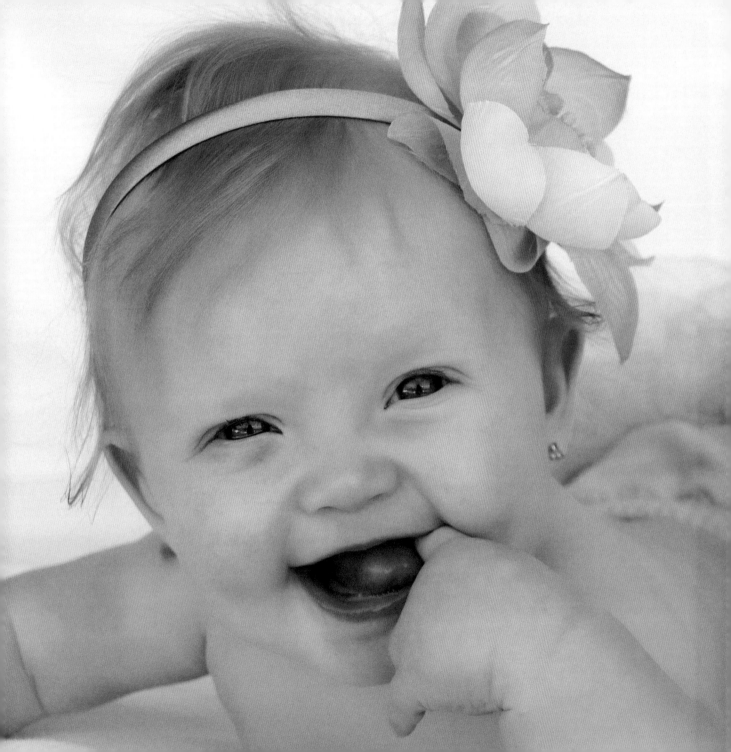

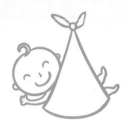

培养聪明宝宝的育儿原则

宝宝受外部环境的影响，大脑会变得更加成熟。这个过程中，宝宝的大脑需要适当的刺激，爸妈可以选择适当的方法来进行。

首先确保宝宝拥有绝佳的健康

对宝宝来说，出生后的3年是决定其智力的重要时期。以科学数值来看，宝宝出生3年后，脑容量会大幅度地增长，由此可见3岁以内是神经细胞最活跃的时期。因此随着这个时期所受到的刺激不同，宝宝的发育情况也会有所差异。宝宝要发展智力的首要条件就是身体健康，日常生活中，要给予足够的碳水化合物、蛋白质、维生素、矿物质等大脑所需的营养素，避免选择会破坏脑细胞的有害食品，例如含糖、人工色素、化学添加剂等的食品，这样才是对宝宝较好的选择。

应该充分地刺激右脑

一般情况下，宝宝在满3岁之前，大脑发育将完成90%，而且能以负责综合思考和创造力的右脑为中心来思考问题。一般情况下，宝宝在6岁时右脑活动较为活跃，但从6岁之后，右脑的功能会逐渐衰退；相反地，左脑从3岁开始发育，并在7岁时进入全面发育的阶段，因此最好选择在宝宝3岁期间，充分刺激右脑，尽量提高右脑的活力。

夸奖是让宝宝变聪明的最好方法

研究结果显示，家庭环境也能影响宝宝的智力发育。有些爸妈过于小心，不让宝宝做任何事情，而且不管宝宝做什么事情都吝于夸奖；有些爸妈却可以充分认可宝宝的能力，并且经常夸奖宝宝。根据调查结果显示，经常受夸奖的宝宝或在稳定家庭环境中成长的宝宝，智商明显高于得不到夸奖的宝宝。同时，情绪稳定的宝宝比较乐观，遇到任何困难不易气馁，因此能够充分发挥自己的潜力和才能。但有一点也需要特别注意，爸妈要掌握好夸奖的时机，不可以流于盲目夸奖，以免宝宝习惯了任何事情都受到鼓励，造成性格上的膨胀，反而失去了夸奖的美意。

在不同的发育时期应该进行相应的教育

不管妈妈怎么约束，只要能够翻身、爬行或站立，宝宝就会重复同样的事情。其实，这也是一个学习的过程，不仅如此，一旦宝宝学会了说话，还会不停地问"为什么"。在这个时期，宝宝的学习欲望犹如饥饿感一样强烈，如果充分满足了宝宝的学习欲望，宝宝就会感到很开心，因此还想体验新的事物。在日常生活中，为了宝宝的身体健康，必须提供营养丰富的食物，也应该充分地刺激宝宝的大脑。但是，如果不尊重宝宝的喜好及意愿，只凭妈妈的想法来拟定刺激大脑的学习计划，反而会带来不良影响，就像给大树施肥过度反而会让树根腐烂一样，造成适得其反的结果。

应该培养宝宝独立思考的能力

爸妈教育宝宝的理由是什么？当然是为了充分挖掘宝宝的潜力，培养独立思考能力和判断能力，让宝宝慢慢成为一个可以自主的个体，拥有一个美好的未来。有些爸妈喜欢采用填鸭式教育方式，但为了宝宝的未来，应该通过井然有序的教育过程，让宝宝学会独立思考问题，并且充分理解而适应人生的法则，这样才能培养宝宝的创造力与洞察力。

通过五感的刺激
促进创造力发育

大脑由无数神经细胞组成，其发育与感觉器官的发育具有密切关系。在进行早期教育之前，应该多刺激大脑。在成长过程中，宝宝通过周围的物品或玩具等具体实物去探索和学习周围的环境。另外，在跟同龄小朋友互相交换、选择玩具的过程中，可以培养宝宝的社会适应能力；宝宝通过和妈妈的对话，还能提高语言能力。不仅如此，宝宝在日常生活中会逐渐学习算术，掌握科学知识，因此要常利用宝宝喜欢的玩具充分地刺激五感。

妈妈是最好的刺激来源

一般情况下，宝宝跟妈妈的关系越亲密，心智就越健全，学校机构对0~3岁宝宝的教育，只能具备辅助作用。在育儿过程中，妈妈千万不要忘记家庭教育才是最基本的教育，家庭与学校教育双管齐下，才能带给宝宝最好的影响。

通过身体接触刺激皮肤

皮肤和大脑一样都由外胚叶所形成，皮肤的神经细胞通过神经回路跟大脑连接在一起，因此皮肤又称为"第二大脑"或"外脑"，因为皮肤接受的微小刺激可以快速地传达给大脑。在日常生活中，应该通过身体接触不断地刺激宝宝的皮肤；通过触觉的刺激，促进大脑的发育，妈妈的抚摸尤其能够加深母子之间的情感。

引导宝宝经常使用手指

人类直立行走以后，手部的活动变得更加自由，所以小肌肉越发达越能促生大脑的发育。另外，负责手部活动能力的部位在大脑中所占的面积最大，因此多活动手指头的游戏有助于宝宝的智力发育。一般情况下，在摆弄玩具的过程中，宝宝会运用到手部肌肉，便能刺激大脑的运作。

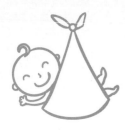

培养注意力集中的方法

不管宝宝多聪明，只要注意力下降，就无法正常地发挥潜力，只有集中注意力，才能百分之百地发挥宝宝的潜力，因此应从小培养其注意力的集中。

什么是注意力？

注意力是智力发育和有效学习不可或缺的能力之一。为了认知某个物品，宝宝必需先对这个物品产生好奇心，才能集中注意力。如果宝宝的注意力无法集中，就会导致各种问题的产生，甚至影响到求学阶段，例如小学期间注意力不集中，通常学习成绩就会比较差，因此应该适当地刺激宝宝的大脑，同时要培养正确的生活习惯。

宝宝2个月开始集中注意力

一般情况下，出生2~6个月的宝宝开始关心周围的环境，并逐渐集中注意力。出生2~3个月的宝宝开始关心周围的动静和声音，而且会注视周围的环境，这就是注意力的表现。当宝宝关心对比鲜明的颜色或轮廓明显的玩具时，可以通过旋转音乐铃来培养其注意力。其实，出生1个月的宝宝就会朝声音传来的地方或有光线的方向转头，还会偶尔注意爸爸妈妈手中的玩具。

出生2~3个月的宝宝还会开始关心周围的声音；从出生4个月开始，宝宝可以随着晃动的物件移动视线，也会朝声音传来的方向转头；出生5~6个月的宝宝，开始注视眼前的事物或玩具，有时还想伸手去抓。更大之后，宝宝学会经常注视手中的玩具，并且逐渐形成稳定的注意力。

兴趣吸引注意力

随着兴趣的不同，宝宝的注意力也不同。在达到一定年龄之前，大部分宝宝很难自觉地关心某一事物，但当他们对某一事物自然地产生兴趣时，就会表现出惊人的注意力，尤其是当晃动宝宝喜欢的玩具时，宝宝就会表现出高度集中的注意力。

正因如此，在学会说话之前，很多宝宝特别喜欢看画面快速变化的电视广告，或者注意聆听周围的各种声音。专家对宝宝集中注意力进行一种游戏的时间做研究，对照结果显示，1岁宝宝可以持续玩21分钟，2岁宝宝能够持续玩27分钟，3岁宝宝则能持续玩50分钟，4岁宝宝能持续玩83分钟，5岁的宝宝可持续玩97分钟。由此可见，面对自己感兴趣的事物，宝宝就能长时间集中注意力，而且在3岁以后，集中注意力的时间还会变得更长。

妈妈干涉过多，宝宝容易散漫

一般情况下，宝宝满3岁以后容易出现注意力涣散的现象，在这个时期，宝宝的散漫程度跟妈妈的态度或育儿环境有着密切关系，妈妈如果过于关心宝宝或过于忽视宝宝，都容易导致其注意力下降。举例来说，妈妈强迫宝宝学习不感兴趣的东西，或是过度干涉宝宝的好奇心，换句话说，即使妈妈只是过度干预宝宝口含玩具或舔玩具的行为，也可能阻碍其注意力的集中。

在宝宝的成长过程中，应该根据宝宝的意愿自然地进行排便训练，如果操之过急，或是强迫宝宝，就可能造成无法集中注意力的结果。另外，如果长时间不关心宝宝的行为，也容易导致各种问题的产生，爸妈应该多注意这方面的拿捏。

天然食材有助于注意力的提高

研究结果显示，宝宝的饮食和注意力散漫也有一定的关联，为了刺激大脑的功能，应该多食用蔬菜或水果等新鲜的天然食品。如果经常食用含有食品添加剂、食用色素、咖啡因的即食食品、清凉饮料，或者给健康的宝宝滥用鹿茸等药物，不仅会影响其注意力，而且会影响其智力发育。在日生活中，应该使用新鲜的材料制作营养均衡的食品，才能帮助宝宝提高注意力。

提高注意力的游戏：立起卡片的游戏

准备两张写有句子或词汇的卡片，为了便于立起卡片，再准备两本书。这是利用两张卡片的顶部合在一起制作小山形状的游戏。在立起卡片的过程中，需要细致的手部操作能力和高度集中的注意力。刚开始，可以用两本书挡着卡片，这样更方便立起卡片；等宝宝熟练地立起卡片以后，就可以去掉两侧的书本了。

Tips 增加注意力的食物选择

1.避免高糖食品

大脑活动的能源虽然是葡萄糖，但如果摄取过多的糖分，就会导致宝宝的精神活动过度，容易出现散漫或冲动的行为。

2.零食会妨碍注意力集中

不管做什么事情，如果经常把零食当做宝宝的奖励，宝宝吃了以后，就会影响注意力，因此只能在规定的时间内提供零食。

3.避免刺激性食品

含有咖啡因的碳酸饮料和辛辣食品会让宝宝过度兴奋，因此应该避免这类带有刺激性的食品。

4.多吃新鲜蔬果

维生素能稳定宝宝的情绪，而新鲜蔬果富含各种维生素，因此有利于宝宝注意力的提高。

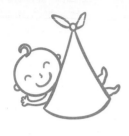

挖掘孩子潜力的秘诀

所有的妈妈都希望自己的孩子具有特别的才能，希望他们能成为天才。天才是指某一项天赋才能很高的人，其中高智商的只有3%。即使宝宝不属于天才，也可以通过提高宝宝的综合素质挖掘出他们的潜力。下面将详细地介绍挖掘潜力的秘诀：

每次不能教太多的知识

为了挖掘宝宝的潜力，应该营造出能够让宝宝获得各种经验的环境，但应该抛弃一次教给宝宝很多知识的贪念，如果过于贪心，就会影响宝宝对学习的兴趣。跟宝宝玩游戏或教授新知识时，应该耐心地等待，直到宝宝对游戏或新知识产生兴趣为止，另外，如果宝宝不喜欢，就应该适可而止。在日常生活中，最好在宝宝对学习产生迷恋时结束学习，这样才能激起宝宝再学习的欲望。

应该尽量稳定宝宝的情绪

要想充分发挥宝宝天生的能力，就应让宝宝保持良好的心态。另外，在学习新知识时，还应该让宝宝保持稳定的情绪。在日常生活中，应该营造出让宝宝感到舒适的环境，稳定宝宝的情绪。为了宝宝的未来，应该营造一个舒适而和谐的家庭氛围。

应该培养注意力

一般情况下，注意力集中的宝宝容易接受新的信息，多陪宝宝玩提高注意力的游戏，就能让宝宝高度集中注意力。例如通过积木游戏、多米诺骨牌

游戏刺激宝宝的学习兴趣，这样能让宝宝集中精力投入游戏中。

经常玩能激起好奇心的游戏

在日常生活中，应该经常刺激宝宝的好奇心，借此锻炼宝宝的探索能力，例如妈妈的手中藏着宝宝喜欢的玩具或饼干，然后对宝宝说"妈妈的手中有什么呢"，借此激起宝宝的好奇心。如果宝宝不感兴趣，可以先给宝宝看物体的一部分，激起他的好奇心。只要宝宝对某些事情感兴趣，具有强烈的好奇心，就能发挥出学习的潜力。

当宝宝全神贯注时 不要随意打扰

在日常生活中，经常能遇到宝宝全神贯注玩游戏的情况。此时千万不要干涉，要尽量让宝宝尽情玩耍，一般情况下，宝宝在独自玩耍的过程中，能养成独立思考和创造的能力。在这种情况下，妈妈应该注意观察宝宝喜欢的游戏、事物和动作，然后适当地开发他们的潜力。

认真听提问，立刻回答问题

即使宝宝的提问很幼稚，也应该看着宝宝的眼睛认真地聆听，然后马上回答宝宝的问题，这样才能激起宝宝的好奇心。就算不知道答案是什么，也不要轻率地敷衍，应该和宝宝一起寻找答案："妈妈也不清楚，答案到底是什么呢？我们一起找找看吧！"让宝宝觉得自己的问题受到正视，让他的好奇心得到适当展现。

应该反复刺激大脑

在宝宝的成长过程中，新的刺激固然重要，但也应该反复地刺激大脑，这样才能提高智力的发展。此时，可以用不同的方式重复同样的刺激，例如在学习颜色时，如果第一次通过绘本学习，第二次就可以通过色卡，爸妈可以利用周围的事物反复加深宝宝的记忆。

不能以父母的标准限制孩子们的行为

日常生活中，应该给宝宝营造出能够体现自由氛围和丰富经验的游戏环境。一般情况下，宝宝会通过游戏探索周围的事物来满足自己的欲望，并掌握各种技术，而且能充分地发挥出属于自己天生的潜力。

经常陪宝宝做运动

拥有充足的体力，宝宝才能集中注意力，形成自信心；相反地，如果宝宝缺乏体力，注意力自然会跟着下降。为了锻炼宝宝的体力，应该经常陪宝宝走路、在户外玩耍，全家人可以一起到附近的公园踢球或慢跑。

带宝宝一起去书店

为了培养宝宝喜欢看书的习惯，应该经常陪宝宝去书店，通过观察宝宝对图书的喜好，就能了解宝宝关心的领域，而且能让宝宝养成读书的习惯。另外，在逛书店的过程中，宝宝可以跟妈妈一起度过美好的时光，还能通过和妈妈对话彼此更为了解。

培养自信心

遇到困难时，有些孩子会积极地寻找解决方法，而有些孩子则会轻易地放弃，这就是自信心的差异。第一次骑脚踏车时，每个人都会感到害怕，但有毅力的孩子能持续练习，逐渐掌握骑脚踏车的要领，最后获得成就感，而且敢于挑战新的目标。

宝宝缺乏自信心时，容易对新的刺激产生恐惧感，进而影响好奇心和相关潜能的开发。在日常生活中，应该让宝宝知道自己也能改变周围的事物，而且应该经常对宝宝微笑，不仅如此，当宝宝独自完成一件事情时，爸妈也应该给予鼓励。

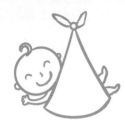

开发创造力

创造力是主宰21世纪发展的主要动力。一般来说，智商会受遗传的影响，但通过后天的努力和教育可以培养出创造力，因此先天智慧并不是影响创造力的唯一因素，这种能力是可以经由后天学习产生的。

什么是创造力？

创造力的概念来自英才研究。过去，只有高智商的孩子才能叫天才，一般情况下，天才的智商超过130，而且仅占全人口的3%。然而近年来，随着天才研究的发展，修改了对天才的定义。研究结果显示，单纯智商较高的人对社会发展或自己的发展没有特别的影响，因此智商超过115，而且创造力和集中力出色的人也能叫做天才。

在天才的定义中增加了创造力的要素，正因如此，创造力开始受到人们的关注。那么。什么是创造力呢？笼统地讲，创造力就是"与众不同的想法，与一般理念截然不同的想法"。创造力最重要的就是"求新"，因此每天都有不同的想法和行为，这就是创造力的典型表现。

具备敏感力

具有创造力的人对每天接触的环境总有崭新的想法，他们也许对周围的环境富有强烈的好奇心，或许会提出"天空为什么是蓝的""人为什么分成男人和女人""天黑为什么太阳会下山"等问题，对周围的事物不感兴趣的人绝对成不了有创造力的人。在日常生活中，妈妈应该多多关心宝宝们的奇思妙想，而且要即时给予他们适当的答案和鼓励。

自发性的展现

遇到问题时，具有创造力的人不逃避问题，也不会征求别人的帮助，而是想独自解决问题，这就叫自发性。在解决问题的过程中，难免会遇到失败，但也可能得到新的灵感。具有创造力的人不仅对自己的问题很在意，而且对别人的问题也很关心，会积极地想出解决问题的方法。只有让宝宝拥有不求夸奖、不为报酬以及独自解决问题的态度，才能提高创造力。

培养独立性

独立性是指即使自己的灵感得不到别人的认可，也不会感到气馁的态度。在日常生活中，应该鼓励宝宝继续发展自己的灵感，使他们产生与众不同的灵感。另外，应该引导孩子打破常规，培养逆向思考的思维脉络。

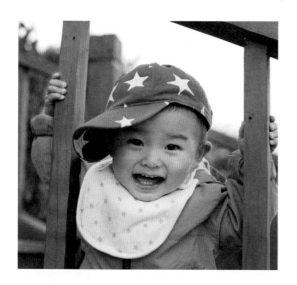

⬆ 爸妈应该培养宝宝的独立性。

养成勤勉性

为解决一个问题锲而不舍、努力的勤勉性也是创造力的主要因素之一。在艰难而乏味的问题面前，如果宝宝表现出锲而不舍的毅力，就应该不断地给予鼓励；若是宝宝轻易地放弃所做的事情，则应该即时地给予帮助，慢慢培养宝宝的勤勉性。

应该培养妈妈的创造性

一般情况之下，宝宝从出生至2岁期间是培养创造力的好时机，从3岁到6岁则是形成独立思考能力的最佳时期，为了培养出有创造力的宝宝，更应该重视幼儿期的教育。在这个时期，大部分宝宝通常都是在家里跟爸妈一起生活的，因此爸妈对孩子创造力的培养扮演相当重要的角色。与缺乏变通和受传统观念束缚的爸妈一起生活的孩子，通常较少拥有独特的创造力。

大部分爸妈都接收过传统教育，因此要摆脱传统思维的框架，尽量回避"这是什么"的提问形式。走路时，可以看着天空问："这是如何形成的？"如果宝宝回答："是不是飞机经过留下的痕迹"或是"是不是爸爸吹出的烟"就应该即时夸奖"这真是很棒的想法啊"。等宝宝长大以后，一定能理解妈妈对问题的解释，也就可以用科学知识说明自然现象，并逐渐开阔眼界。

通过各种刺激培养创造力

很多人认为创造力教育越早越好，事实上最好在宝宝满3岁以后才进行真正的创造力教育。因此在2岁之前，应该培养宝宝基本的能力和智力。只有根据宝宝成长发育的特点适当地培养各种基本能力，才能让宝宝从3岁开始接受全面的创造力教育。

宝宝满2岁之前，应该通过增加词汇量让宝宝逐渐掌握语言和数量的概念，而且要学会处理人际关系的基本法则。在这个时期，必须培养能接受创造力教育的智力，通过丰富的实践活动获取经验就可以锻炼智力。在日常生活中，应该让宝宝适当地接受获取认知和成长发育的刺激，在这个时期，还应该让宝宝多掌握以同一个字开头的词汇，例如皮鞋、皮衣等字，只有通过这样的训练，将来爸妈向宝宝提问，"皮开头的有哪些词语呢"，宝宝才能正确地回答。不仅如此，爸妈还可以通过生活中的各种经验、教材以及教具，不断吸引宝宝的好奇心，来帮助他们提高注意力。

进行刺激各种思考能力的对话

一般情况下，宝宝满3岁后才能进行创造力教育。在宝宝掌握了基本的语言、数量、逻辑、人际关系的基础上，引导宝宝进行发散性思维。创造力就是用新的方式解决问题的倾向，因此父母应该帮助宝宝用不同的方法思考问题。

举例来说，在学习数学时，不能只要求宝宝回答1+2的问题，应该让宝宝用1~5的数字组成各种数字组合。另外，通过"我们周围有哪些红色的事物呢"等方式引导宝宝寻找"苹果、消防车、妈妈的嘴唇"等答案。而且，只要没有危险，就应该尽量不对宝宝说"不行""危险""妈妈帮你做"等话语。

相信孩子

在这个时期，孩子会表现得比较散漫，而且经常制造很多麻烦。尤其是好奇心强、创造力丰富的孩子更显如此，在任何状况下，父母都应该稳定心态，以平和的口吻对待孩子的作为，即使孩子的行为很让人生气，也应该尽量克制自己的情绪，帮助孩子培养自我意识和正确的信念。另外，要经常挖掘孩子的优点，当孩子犯错时，必须先寻找犯错的原因；批评孩子时只针对当时的错误，不要翻旧账。只有让孩子相信失败只是偶然，才能让孩子产

生自信心，增加今后成功的机会。

聆听孩子的提问后再回答问题

当妈妈肯定孩子的行为时，孩子才会耐心地聆听妈妈的话，因此妈妈必须以平和、肯定的态度思考问题，尽量使用健康的字眼，跟孩子对话时，应该先给予肯定。例如以"我知道你很努力……"和"很高兴你能独自完成这件事……"等方式，来认可孩子的想法和努力，褒扬正确的行为，然后再提出缺点和需要注意的问题。这也是跟孩子们对话的重要规则之一，因此要养成夸奖四次、再批评一次的习惯。另外，妈妈必须积极地接近孩子，留意他们的努力，并认可孩子的潜力。但是，不能重复夸奖曾经认可过的事情和行为。

和孩子融为一体

日常生活中，应该让孩子相信妈妈永远是他们的强大后盾。为此，妈妈应该经常陪孩子散步，而且要并肩坐在一张椅子上。另外，应该把孩子当成独立的个体，而且要经常关心孩子，跟孩子在一起的时候，最好不要接电话。孩子们也特别喜欢跟妈妈在一起，当妈妈跟孩子一起玩时，应该尊重孩子的想法和行为，尽量少去忠告孩子，要多注意聆听孩子的意见和想法。每天晚上，至少用十分钟的时间和孩子对话，这段时间就是"了解孩子"的最佳时间。

在日常生活中，孩子并不是爸妈需要严加控制

的物件，而是爸妈的成长伙伴。其实，孩子们也希望当自己迷失方向或徘徊时，爸妈能够相信和支持自己，因此不要奢求孩子完美无缺，而应该给孩子更多的自由。在日常生活中，还应该让孩子拥有适度发泄的权利，注意聆听孩子的话语，不要随意指责他们微小的错误，要始终保持尊重孩子的态度。

应该激起孩子的兴趣

如果孩子喜爱运动、喜欢实践或酷爱思考，就一定有自己感兴趣的研究领域。对孩子来说，最重要的就是拥有一个属于自己的自由活动空间。热爱思考的孩子，普遍具有思维活跃的特征；喜欢实践的孩子则渴望参加各种活动；热爱运动的孩子则喜欢追求新鲜的刺激。如果能及时发现挖掘孩子潜力的方法，就能让孩子汲取成长的肥料，因此必须帮助孩子寻找他们感兴趣的活动。

让孩子学会克制自己的方法

其实，妈妈根本无法控制孩子的想法，只能引导孩子去克制他们的行为，如果孩子对各种规则反感，不用强迫他们，首先应该认可孩子的想法，培养良好的判断力。尤其是教育未满7岁的孩子，应该持续而重复地强调日常生活中必须重视的事项。

每天进行的活动应该事先安排，而且要明确对孩子说明需要遵守的原则，这样孩子才更容易接受妈妈的安排。如果规则已经形成，就应该给孩子更多的选择权，例如避免"赶快去学习"这类的

说法，可以使用引导的方式，如"要学习数字呢"或"还是学习注音呢"。但有一个大原则需把握住，爸妈要适当地对孩子说"不"，如果孩子不遵守规则，也不听话，就应该保持沉默，或者打开心扉跟孩子对话，让他可以深刻地认识自己的失误，同时让孩子对自己的失误负责。

让孩子体验获得成就的喜悦

孩子们应该独自发现新事物，而且必须不断地学习，但他们不愿意学习不感兴趣的东西，因此一旦遇到不感兴趣的事情，就会想"做了也没什么好结果"，这样事先就感到失望甚至恐惧。在这种情况下，爸妈应该无条件地关心孩子，鼓励孩子集中注意力，拓宽思路，提高视觉能力，开发创造力。

另外，在日常生活中，应该让孩子体验获得成功的喜悦，借此让孩子逐渐形成自信。刚开始，必须适当地控制学习量，使孩子可以轻松地完成学习内容。完成学习内容后，孩子会因此感到自豪。在日常生活中，应该制订孩子容易完成的计划，而且当孩子完成任务时，应给予实质小奖励，如糖果、贴纸等。照顾孩子是非常辛苦的事情，因此妈妈应该正视自己的压力，借由散步、午觉等方式来消除自己的压力。另外，照顾孩子并不是一种牺牲，而是对孩子的一种投资，在日常生活中，爸妈应该保持积极的人生态度，适当地容忍孩子的古怪行为，并且耐心地培养孩子。

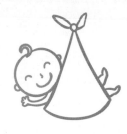

宝宝的语言

幼儿的语言，随着年龄的增长会变得更为丰富，和成人一起做启发练习是不可缺少的。

影响语言培养的因素

宝宝们一般会在一岁前后第一次开始说出可称之为"语言"的单字，一般都是"ma-ngmang（表示想吃东西）、"bo-bobo"等，这些逐渐变化为"抱""再抱"等，然后一点一点地说出复杂的句子。

这当然是由成人倾听幼儿说话，根据幼儿的表情等线索揣摩隐含在语言中的情绪，并予以回答而逐步培养成的。如果宝宝置身于完全是单独一个人的环境下成长，不用说复杂的语言，恐怕连单句也不会说吧！

曾有报告指出，整天只看电视，无法直接与旁人讲话的幼儿，语言能力的发展会较为迟缓。电视虽然能给予视觉上的刺激，也能听到许多语言，但幼儿的语言发展仍会延后。由此看来能够体会幼儿情绪和他说话的人，想要理解幼儿心灵的人，以及回答幼儿提问的人的存在，对于幼儿语言能力的培养是何等的重要！或许机器也能做到对幼儿进行语言能力的刺激，但能对幼儿讲述适合语言的对象非你莫属，而且必须是与幼儿一起共同生活的人。其原因是要通过语言了解幼儿的心理活动，就必须跟他经常生活在一起，才能领悟到这种线索。

幼儿的语言，随着年龄的增长会变得更为丰富，和成人一起做启发练习是不可缺少的。在讲话时，顺应幼儿心理也很重要，这是理解幼儿语言基础的最基本常识。在这个基础上，让我们再来看看两岁幼儿的语言是以什么样的形式出现的，然后将这种形式作为线索之一，来思量如何理解两岁幼儿的语言，以及应该怎样回答才好。

语言的扩展 "这是什么？"

两岁幼儿的特点是爱发问。尤其是两岁前后，会以多得令人厌烦的次数反复地问："这是什么？"学者大久保爱将这个时期称为"第一语言获得期"。

"这是什么？"

"是花，漂亮的小花。"

"那个呢？"

"那也是花。"

"那个？"

"啊，那个是花儿，还没有开，所以很小，还是花苞。"

"花苞？"

"是花儿的婴儿。"

像这样，幼儿会一个接着一个地问"这是什么""那是什么"。这表明幼儿开始对语言表现出强烈的兴趣。而这样的兴趣，可以使他逐渐了解新的语言，并将其变成自己的语言。因此，请热情地接受宝宝"这是什么""那是什么"的发问，并郑重回答，这是培育幼儿语言的要点。

事实上，幼儿在一岁生日前后开始说第一句话之后，到两岁前后语言的增加数（在此之前，首次使用语言的数量）大致为300字左右。相较之下，相同的一年时间，从两岁生日到三岁生日，增加了一倍的语言，即开始使用600个左右的新单词。幼儿两岁时期，如大久保爱所指出的，是"第一期语言获得期"。而且，这个时期，由于对物体的名称特别感兴趣，因此也被称为"命名期"。幼儿通过反复问"这是什么"的问题而记住的单句，他也会寻找机会再次使用这个单句。例如，每次经过同样的地方时，会高兴地说："花还在那儿"。看见图画书，就会向你报告他所知道的"有花花""有叶子"等。并且，将自己描绘的各种图案标注上"这是花"，或将积木递给你说："请吃蛋糕"。

两岁时期的幼儿，对语言十分感兴趣，语言数量的累积也会迅速增多。但是，如果要说产生兴趣的原因何在，或许大家都会赞同是幼儿想用语言与母亲和周围的人交流，用语言加强与大家联系的心理所驱使而对语言产生极大的兴趣吧！

当被反复地询问"这是什么"时，虽然很忙也觉得很烦，爸妈仍然要十分认真地一个一个回答。但是，幼儿一会又会指着同样的东西问道："这是什么？"这时，大人可能会不由自主地提高嗓音说："这是缝纫机！刚才不是跟你讲了吗？"两岁的后半年，幼儿也常常会问"为什么"这句话，大人也会被问得觉得有些烦躁，甚至答道："怎么老问为什么？"

这是由于幼儿对"这是什么""为什么"之类的内容发生兴趣的同时，还发现这种发问方式可以向对方提起话题。因此，有时虽然明明知道答案，也会因为想多与母亲说话而故意问道"这是什么"，此时，母亲可以试着反问一句"这是什么？"或者装作很为难的样子说："这个，这个，这是什么？"幼儿会立即抢着回答："这是缝纫机！"这样，令人觉得烦躁的问题就变成了与幼儿一起分享语言游戏的欢乐。

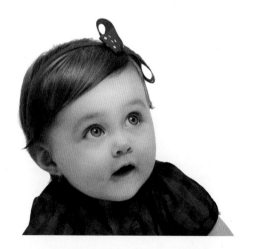

🔼 爸妈可以把跟宝宝的对谈视作语言游戏的一环。

句子的扩展"为什么"

按照学者大久保爱的区分方法，两岁半左右是"多语句、从属句的时期"。最初的语言是"mang-mang"的一个单词，孩子用来表示"有吃的"。像"爸爸、公司"这样的句子包含两个单词，称为"语句"。而且，如果是三个单词以上，则称之为"多语句"。"做了很多好吃的""医生打了这里"等，像这样宝宝将自己掌握的语言排列起来，稍稍能够更生动地表达自己的感情。

从两岁的后半年至三岁，幼儿开始进入所谓的"反抗期"。过去，所有的事都顺从大人，对大人的话单纯地听从。但是宝宝现在开始会说"不"或采取反抗的态度。并且在成人与幼儿之间，开始有"为什么（必须这样做）""因为今天必须早些去，否则就赶不上，所以要赶快"之类的对话。事实上，常常问"为什么"，这也是"反抗期"的表现之一，也反映了成人对处于"反抗期"的幼儿不知是"为什么"的心情。有人很容易只根据"反抗期"这一说法，而将这种成人与幼儿之间的关系全盘否定。但是，正是由于有了"反抗期"，才会出现"因为"之类的复杂句子以及"为什么"之类的要求，回答以复杂句子的问题。

幼儿到了"反抗期"，大人会在不知不觉中增多了"快点吃"等命令与指示的语言，"不是告诉过你不要做吗"等表示禁止的语言，以及"不能做这样的事情"等表示否定的语言。这也是由于幼儿正好是处在两岁——最为顽皮的时期。这并不是说

要全部否定上述的句子，而是成人想要禁止或是指示时，可将这些句子改换结构，用来作为扩展幼儿语言能力的一个机会。

一般的命令、禁止句，都是简单的否定句形式，可以改用从属句式的说法："因为要去奶奶家，所以今天要吃快一点，奶奶正在家里着急地等你。"所以，当你想要说命令式的句子时，可以多想想、多创造一些培养幼儿语言能力的机会，尽量变换说法，使语气缓和一些。

需要注意的语言：容易被否定的语言

在这个时期，作为双亲需要特别注意幼儿语言中常出现的，诸如用词的错误，结巴、说假话等等情况，这些情况会渐渐出现在两岁左右的幼儿身上。遇到这类情况，多数父母都是采取否定的态度因应。因此，我们将在下文讨论这种情况在幼儿语言的发展过程中，具有什么样的意义。

口吃的幼儿

据说患口吃的人，80%是从2岁至4岁开始的。但是，事实上，2岁至3岁的幼儿中，很多宝宝都会自然而然地以与口吃有些相似的语气说话。这是由于语言急速增多，想说出许多的话，但在面对对方时，说话的能力还不足够，所以不知不觉中变得有些口吃。但是，如果反过来思考，这也足以证明了幼儿想要掌握语言的意愿十分强烈。因此，这种现

象是成长期中的正常现象，不需要过分地担心。

美国的学者约翰逊认为："如果幼儿被父母确认为口吃，就会真的成为口吃。"这就是说，如果对幼儿自然的口吃过分担心，反而会带来不好的结果。特别是双亲中有人患口吃，就会更加敏感。幼儿稍有点口吃，就容易对幼儿说："慢慢地，再说一遍。"这样很容易让幼儿意识到自己的说话语气不自然。所以，即使是幼儿有些口吃或者正常说话时，都必须在一种轻松的气氛下倾听，这一点是非常重要的。

幼儿的"谎话"

"说谎话的孩子不是好孩子"，这是理所当然的事情。但是在幼儿语言的发展过程中，能够"说谎话"，是一个非常大的进步。

学者今井和子对于有关幼儿"说谎话"，有如下的叙述：两岁三个月的正子常常尿裤子。一开始，当妈妈一边用抹布擦干净，一边问："正子，这是什么"时，孩子会非常难为情地说："尿尿。"有时又会回答："水水。"对此，今井先生认为正子已经能够通过"说谎话"来摆脱某些困境。

幼儿是在"现在""这里"亲眼见到实物的基础上开始说话的。例如，在语言发展的最初阶段，语言与食物处于非常近似的状态，宝宝很难用语言说"谎话"。可是，将来就可以通过语言来表达"这里没有的事情"和"没见过的东西"等。语言的力量还在于能够通过它来表述一些想像的事物和从

没见过的事情。说假话正说明了幼儿语言的发展更进了一步，能用"现在""这里"等表示具体情况的语言来叙述没见过的事情。学者外山滋比古氏将此称为"谎话的作用"。当然也有一些假话为道德所不容，但是对"说谎话的孩子"，最好能以一种宽容的态度去对待。而且，如果考虑谎话的作用，外山先生还主张成人也应积极培养这方面的能力。当然并不是说让成人也说谎话，而是给幼儿讲一些传说或故事。仔细想想，传说与故事大多都是虚构的，在传说与故事中，既有似乎可能会发生的事情，也夹杂有荒谬的谎话，而且，这些都是用语言构成的虚幻世界。比起头脑中固守的"不能说谎话"的观念来看，与幼儿们一起编造扑朔迷离的童话世界，培养幼儿的语言能力岂不是更好？

扩展幼儿的语言世界

前面我们讨论了怎样在幼儿语言的基础上，更进一步培养并丰富幼儿的语言。最后，再谈谈如何扩展幼儿的语言世界。要从平常很难注意到的地方着手，例如，以柔美的语音声调和明快的节奏去吸引幼儿。此外，丰富幼儿的词汇，不仅仅要让他们听，还需要看、触摸，让他们对食物有具体的体验，也是十分重要的。

语言节奏明快

曾有一位父亲，在幼儿的央求下，常常为他讲述《桃太郎》的故事。在讲述过程中，最吸引幼儿

的场面不是驱鬼的场面，而是故事中桃太郎吆喝着说"抓鬼呀，抓鬼呀！大家快来抓鬼呀"的场面。所以父母在讲述这一段时，不仅仅是一定要以桃太郎吆喝的语气，而且还一定要加上众人击打鼓声的声音。

另外，像讲述"很久很久以前，有一个××人时"，抑扬顿挫的语调、优美的韵律，也是语言中对幼儿非常具有吸引力的特点。一些幼儿可以立即记住并模仿电视中的广告词，也是因为广告中的说词一般都具有一定的韵律与节奏感。

在语言的世界中，不仅只是能否正确表达的问题，也不仅只是表达的意思是否通顺、流畅的问题，语言的韵律对幼儿也具有吸引力。成人不妨与幼儿一起尝试发掘语言的声音与节奏的魅力，以便更加丰富幼儿的语言世界。

用身体接触感知的世界

说到培养幼儿的说话能力，很容易让人将重点集中在语言上。但是，语言不能只依靠记忆，最好能让幼儿在真实体验的基础上，将它吸收为自己的语汇。特别是使用大量语言的两岁幼儿时期，要尽量创造让幼儿观察、触摸实物，再与语言相联系的机会。特别是近年来，幼儿实地去接触大自然的机会越来越少。像"蝴蝶""蜻蜓"等词汇，多数也只能通过看图鉴和图画书来学习。因此，有些幼儿会将"狗"解释为绒布狗或玩具。虽然词汇的数量增多了，但其内容仅限于图片或玩具这种抽象的印象，就无法使幼儿的语言更丰富。

让幼儿在广阔的原野中尽情地奔跑，观察飞舞的蝴蝶，从而学会"蝴蝶""飞""奔跑"和"原野"等词汇。"海"与"河"这两个单词，也希望能在拍打着海浪的海边或将脚放入冰冷的河水中去体验。如果不能特地外出的话，也可以在阳台上放置花盆，试着养一些花草、蔬菜，这样一来，幼儿可以亲自触摸泥土，亲眼观察到花是通过发芽、长叶、开花、凋谢这一系列的变化过程，进而将"花"的模样深深地"印"在自己的记忆中。

此外，两岁幼儿本来就非常喜欢什么都要摸一摸、试一试。因此，请将不用的锅、铲子、化妆品盒、文具盒等集中放置，创造一个幼儿可以自由玩耍的空间。此类事情，乍看之下似乎跟语言没有什么关系。但是，丰富幼儿词汇最好的办法，不仅只是通过电视、图画书间接、轻松地教授，也应该让幼儿在直接接触食物的体验中，逐渐丰富语言，这一点是不容忽视的。

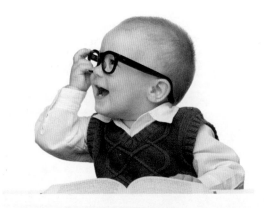

⬆ 最好让宝宝在真实体验的基础上熟练语言。

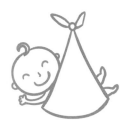

宝宝的情感发育

每个宝宝都有独特的个性，爸妈应该针对宝宝的特性做适当的引导。

宝宝的个性

刚出生的宝宝看来大同小异，而且一天的大部分时间都在睡觉中度过，只有肚子饿或尿布湿了才睁开眼睛啼哭。2~3周开始展现出他们自己的个性。观察宝宝喝奶时的样子，就能注意到每个婴儿的不同，有的宝宝动作粗鲁大口大口地喝，有的宝宝却悠闲地喝很久。虽然这多少存在饥饿程度的差别，但从喝奶方式也能看出每个宝宝不同的个性。

哭泣的方式也不一样，有的宝宝有力地大声啼哭，有的却懒懒地哭得有气无力。大人习惯这些差别后，只凭哭声就能判断出是哪个宝宝在哭。从喝奶和哭泣的方式可以看出婴儿与生俱来的个性，即使是同一个母亲生的兄弟，天生的个性也存在很大的差异：一个肚子饿了会大声哭着要喝奶，另一个孩子饿了却只是嘤嘤地哭，所以说，每个宝宝都有其独特的个性。

感情的萌芽

刚出生的婴儿在肚子饿或尿布湿时的不快，是通过哭泣来表现的。哭泣这种行为，是由感觉感受到的结果产生的反应，也可以说是感情的萌芽。母亲将这种哭声看成婴儿的"要求"，于是喂奶、帮婴儿换尿布，婴儿吃饱后心情舒适，不快消失，进而获得了安心。在反复经历这种体验的过程中，婴儿逐渐懂得用哭来表现自己的欲望和要求。"因为不舒服，要你想想办法"，婴儿之所以哭泣正是为了向照顾者哭诉，新生儿在睡眠中有时会微笑，这是一种反射，让人察觉到婴儿没有任何不安、内心充满安全感。

喂奶或换尿布后，婴儿再次充满这种安全感，露出微笑，母亲才得以确信自己的行为是正确的，进而体会到育儿的喜悦。新生儿为了生理上、感觉上的反应有哭泣或微笑的行为。照顾者会将这种反应视为婴儿对自己发出的信号，将哭声看作不快、将微笑视为喜悦的表现。通过这种自然的表达方式，新生儿就将自己的哭、笑看作有意义的行为，有意识地区分开来，要妈妈时就哭、感到满足时就用笑容来表现。这种感情是从愉快、不悦等感觉上的反应表现并传达自己心情的手段逐渐分化的。

感情的发育与分化

如此看来，感情的培养与妈妈的配合密不可

分。我们经常在维持身心的平衡与安定，婴儿也是。但婴儿自己无法创造这种安定状态，需要有人帮他创造，而这个人多半是妈妈。总是妈妈在回应自己的要求，于是只要妈妈在就能获得安全感，渐渐地婴儿会对母亲产生信赖感。随着信赖感的成立，逐渐开始与妈妈进行细微的感情交流。

母亲对自己说话会很高兴，看不到母亲则会变得烦躁不安等，婴儿能够将自己的心情明显地表现出来，母亲也能够马上判断婴儿现在的心情。在母子之间相互交流的关系中，宝宝的感情逐渐得到分化和发育。

哭泣

新生儿哭泣，有时是倾诉身体上的不舒服，有时是倾诉精神上的紧张感。身体上不舒服的原因有肚子饿、尿布湿、喝奶后打不出嗝、疼痛等。最初听到哭声很难判断是什么原因，但逐渐习惯与宝宝的相处后就能从哭声的微妙差异推测原因。婴儿一脸不高兴的表情后突然哭起来，也许是因为便便使他不舒服；如果不是，那也许是大便拉不出来很难受，照料者应马上打开尿布察看。喂奶后，若婴儿不高兴地哭起来，多半是因为不能顺利地打出嗝来。如果是突然开始大哭，则可能是受到惊吓或者身体上有疼痛。

而新生儿因精神上的原因哭泣时，大人很难判断出来，无法做适当的处理。首先，还是先察看是否是身体上的原因，若仍不停止哭泣，则试着考虑

精神上的原因。新生儿因精神上的理由哭泣时，大概有以下三种原因。新生儿对高音、强光、温度的变化等非常敏感，有时会受到惊吓地哭起来。若新生儿入睡时旁边有餐具掉下，也会被声音吓得哭起来；在黑暗的房间里突然打开灯，婴儿也会因刺眼而哭泣；帮婴儿洗澡时，若水温稍高，他也会不高兴地哭起来。新生儿对外界的急遽变化会相当敏感，其中也包含个性原因。有的小孩天生比较敏感，有的却不太敏感。若宝宝天生敏感，照料宝宝的难度会增加许多，经常听到一些母亲诉苦："只是一点轻微的声音也会让婴儿惊醒，哭个不停，真伤脑筋。"

新生儿也会有感到不安而哭泣的情况，特别是在换衣服或洗澡时经常出现。换衣服时，手变得僵硬，不安地握着，这是由于包住身体的衣服被脱掉，身体直接接触到外界造成的。这时可以让他抓住毛巾的一角等东西以解除其不安。或者父亲在帮婴儿洗澡时，因为还不熟练，就有些手忙脚乱，孩子也感觉到了这种不安，于是变得不安起来。当新生儿感到周围的不安全感变得不安而啼哭时，大人必须保持安定的心情，温柔地抚慰，让婴儿安心。甚至出生后2~3个月，有的婴儿一到傍晚就会哭，最初只是小声地抽噎，不久就变成大哭，无论大人怎样逗他都没有用。虽然对于婴儿为什么一到傍晚就哭的理由并没有明确的答案，但有人说是由于白天累积的疲惫和紧张所造成的。傍晚哭泣的婴儿，多半在夜里睡得很熟。大人在傍晚也会感到疲倦，因此，刚出生不久的婴儿到了傍晚出现这样的状况也

是极其自然的。面对这种情况，可以让孩子先哭一会儿，然后再抱起来哄。

从四个月开始，以前爱哭的婴儿变得不怎么哭了，因为婴儿对周围世界已渐渐熟悉。在这个时期，婴儿已能够对自己周围的人进行识别，向自己想要的东西伸出手去。因此也能够有意识地留意自己母亲的行动。以前肚子一饿马上就会哭，现在若看到母亲正在做喂奶的准备，就会等着而不会哭，因为他已能够预测母亲的下一个行动。婴儿的视线能够追随母亲的行动后，会想要母亲的陪伴而不停地挥动手脚，或者发出撒娇的声音，等待母亲来到身边。母亲若能马上发现当然最好，若碰巧正在注意别的事情而没有留意婴儿的状况，婴儿就会失去耐性哭起来。即使是四个月左右的婴儿，一旦期待落空，也会通过哭来表现不满。

而这个时期，婴儿也会牢牢记住以前见过的某样东西或某人。被医生打针而大哭后，以后只要一看到白色长袍就会想到当时的情景而大哭；如果被大人强行喂过药，则看到汤匙就会紧闭嘴巴，绝不张开。母亲对于这些状况会感到相当棘手，最好是做任何事尽量给婴儿留一个好印象，日后再做就不会排斥了。

到了6~7个月，婴儿开始明显地对母亲表现出依恋，一旦见不到母亲就会大哭，有的甚至连母亲去厕所也不安心。婴儿依恋的对象多是母亲，但也不一定只限于母亲，有的是祖母、有的是照顾者，一般是养育者中的某人会成为他依恋的对象。如果婴儿哭着要特定的人抱，被他抱起后就会很高兴，那个人就是他依恋的对象。依恋是具有独占性的，很难由别人代替。有关依恋的意义会在后面章节再做详细说明。

怕生和依恋是在相同的时期出现的。婴儿在以前可能也会让母亲以外的人抱，但过了5~6个月，就会变得不喜欢被别人抱而哭起来，即使到祖父母家里，一旦被祖父或祖母抱，就会突然大哭。最初是紧张地一边盯着祖父母的脸，一边忍耐，最后忍不住就开始哭了起来。这样一来，让祖父母看护孩子就比较困难了。孩子怕生的程度各有不同，有的小孩相当怕生，有的却比较沉默。而且，对象不同，婴儿怕生的反应也有所不同，有的孩子对男性怕生，有的是一被老年人抱就哭。因此，怕生也有相当大的个体差异。

过了10个月，婴儿开始能够独自站立了。但因刚开始还不是站得很稳，所以经常跌倒，就会哭着向母亲求救，听到哭声的母亲，如果用温柔的话语来安慰，婴儿大都会满足地停止哭泣，休息一下再重新站起来。这个时期的婴儿多半是由于失败而哭泣，可以说是婴儿对自己的身体无法随心所欲活动而产生失望的表现，只要大人给予一点鼓励和安慰，就会让婴儿沮丧的心情恢复开朗。如果过于同情、过分照顾，则反而会让婴儿失去自信，父母应从旁协助、鼓励幼儿自己重新站起来。

喜悦

喝奶后婴儿的表情相当满足，这显示了他在生理上得到相当大的满足。婴儿的第一次笑就是在这种状态下出现的。这种由生理上的满足感产生的笑，过了6个月就会渐渐消失。

从出生后2周开始，婴儿醒来的时间逐渐变长，这时吸引婴儿注意的是光、声响以及大人的脸等。特别是一听到大人说话，他就会紧盯着大人的脸。这种反应从出生满1个月后逐渐出现。婴儿盯着大人偶尔还会发出微笑，这种微笑与刚才生理上的征兆不同，是对方逗弄自己的喜悦心情的表现。婴儿也会像在说话一样，与母亲的视线相对，绽开笑脸；喉咙里咕噜咕噜地说着，父母看到会更高兴、更喜欢逗弄婴儿、与婴儿说话，常对婴儿搔痒、活动他的手脚，于是婴儿就会回应似地笑了起来。这种笑会带给家人莫大的喜悦，双方的接触也就变得更加频繁。

3个月左右，婴儿开始对各种东西表现出兴趣，会抓住拨浪鼓，试着自己发出声音。最初对发出的声音发呆，接着能逐渐注意到声音的变化，开始辨别他喜好的声音。例如，有的婴儿喜欢拨浪鼓发出的声音，听到自己摇动拨浪鼓发出的声音就会高兴得手舞足蹈。这种喜悦可以说是依靠自己的力量发出自己喜欢的声音产生出来的。

随着操作事物的能力逐渐提高，婴儿会越来越表现出用自己的力量进行创造而产生的喜悦。这种喜悦是自我的发育。感受到对方的喜悦，自己也变得高兴的共鸣式的喜悦是从3~4个月时开始的。母亲正换尿布时又被婴儿洒了一泡尿，在无可奈何中不由得哑然失笑，于是婴儿也会高兴地回复。这种笑还是在对方的影响下才笑的，到了5~6个月，婴儿

就会故意让对方为难，而自己却高兴地笑起来。例如，换尿布时，会到处乱爬故意让父母追着跑，一旦父母边追边叫："别动！"婴儿就会咯咯笑。这时婴儿的表情充满了能够与父母对等追逐而产生的喜悦和自信。

当婴儿能够预测对方的行动后，就会开始喜欢与对方用一张纸遮住脸玩躲猫猫。婴儿目不转睛地盯着对方藏在纸后的脸，一听到对方咻一声露出脸，就会大笑起来。这种笑是自己"果不出所料"的预测得到证实而产生的表现。在这个时期，婴儿开始出现故意试探对方的行为。玩球时，故意把球扔到另一方，看到大人慌张地去捡球就会高兴得大笑。还会故意要父母手上拿的东西，一旦拿到手里却又放开，还会得意地大笑。

这种行为必须确信对方的行动，也可以说是婴儿为再次确认与对方关系的行为，这种笑也是婴儿对自己的预测正确而产生安全感的表现。因此，婴儿故意将球到处乱扔或者故意扔掉重要的东西等，若大人真的生气，那么婴儿是不会笑的。所以，大人也必须以"故意"的方式应对，因为从中可以获得婴儿对自己的信赖感。

从八个月到一岁左右的婴儿后半期，也是运动能力显著成长的时期，从爬行到独自行走，婴儿的生活世界从空间上得到了扩展，于是探索和发现的体验也越来越多。这个时期的婴儿会到处乱动，让大人一刻也不得清闲；也会将自己的发现或已经会做的事情向大人展现。

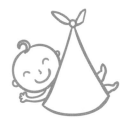

宝宝的行为欲望

宝宝一天天茁壮成长，开始想要掌控自己的行为与动作，这时候爸妈应该在旁边扮演什么角色呢?

撒娇

撒娇，对婴儿来说是最重要的心理营养。婴儿喜欢对特定的照顾者撒娇，在心理上产生依赖，这称为依恋。依恋是通过体验了近半年被大人适度疼爱而产生的感情，这种感情的培养会严重影响到日后宝宝的心理成长。

第一，婴儿对特定的人怀抱着依恋，是因为体验了与人接触的快乐，以这种体验为基础，逐渐发展成积极与他人接触的社会性。第二，在这种体验中，可以逐渐培养出婴儿表达自己的要求，或回应对方的要求等社交能力。正因为情绪上安定关系的成立，才能够逐步展开这种交往，并且在交往的基础上，逐渐发展语言功能。第三，依恋的对象对孩子来说，可以发挥安全基地的作用。

婴儿在挑战新事物时需要相当大的勇气，如果在遭遇失败或困难时，拥有能马上得到帮助和鼓励的安全感，婴儿就会有再继续挑战的勇气。母亲在身旁时，婴儿能够试着独自走路，并且还能走到一个陌生的地方，都是因为他知道母亲随时都会来帮助自己。因此，依恋的形成对于运动技能的学习和新知识获得都相当重要。对于婴儿来说，能够安心地对母亲撒娇是非常重要的，所以，当孩子因各种原因不得不离开母亲时，婴儿会寻求足以代替母亲的心理支柱。

多数情况下都是由布娃娃或玩具来代替，有时也会出现用毛巾、毛毯或特定的衣服等来代替。在托儿所时，有的婴儿在白天与母亲分开的时间里，会一直紧紧地抱住布娃娃，眼看布娃娃被朋友抢走，就会放声大哭地拼命保护。对这时的婴儿来说，布娃娃是自己唯一可以依靠的支柱。所以才会拼命保护。即使大人也无法轻易地从婴儿手中拿走或换掉已被弄脏的布娃娃或毛巾，必须以婴儿能够接受的方式解决。

一直忍耐到傍晚妈妈来接的婴儿，一看到妈妈常常就会一下变得很磨人或任性，有时还会让母亲或保育者担心这孩子为什么一下子变得爱撒娇了。其实，婴儿是通过撒娇来对白天离开妈妈所产生的寂寞进行补偿，同时也是对妈妈没有陪自己玩的抗议，父母应充分了解到这一点。

欲望的根源

从5个月左右开始，婴儿可以自己活动身体，学会各种动作。这些动作主要是与步行的身体运动和进食的手指运动有关。对于大半天都仰卧在床上的婴儿来说，能够翻身是多么美妙的事情啊！婴儿能够在大人的帮助下翻身后，就会开始自发性地自己试着翻身。扭动上半身，一会儿向右、一会儿向左，努力地练习。父母看到这种情形，会被婴儿的认真打动，不到几天，就会惊讶地发现婴儿已经能自己翻身了。

爬行也是如此。即使已经能够用腹部爬行，但前进时还是很困难。有的婴儿还会倒退，有时还会因不能随心所欲地前进而气得哭起来。尽管如此，婴儿仍然不灰心、不气馁，还是会反复地尝试向前爬行。有一天，突然有某个机会让婴儿得以前进了，于是不久后就掌握了爬行的要诀。婴儿开始整天到处爬，即使偶尔撞到也不怕。从这里看出，婴儿希望依靠自己的力量自由活动的欲望是非常强烈的。正因为想自由活动，才会自发性地多次尝试，而不受任何人控制。由此可以看出，欲望与自发性的行动是密不可分的，即使是婴儿，也会受到欲望的驱使采取行动。大人慈爱地维护婴儿的行为，正是对其欲望的培养。

进食也是一样，开始吃离乳食品后，婴儿会想要自己拿汤匙或杯子，但父母怕孩子将食物弄翻，常不让孩子拿。但如果试着让孩子拿，他就会拼命地想用自己的力量将汤匙送到嘴里，或者努力往杯子里喝水。当然此时他还没办法熟练地完成这个动作，但正因如此他才会聚精会神地进行挑战。有了这种欲望，婴儿才能熟练地使用汤匙和杯子，大人

应对婴儿这种要求做出回应，试着时常让婴儿自由摆弄汤匙和杯子。这种情况也许能让你体认到，欲望不是培养起来的，正确的做法是，不要阻碍婴儿的欲望。

想做

婴儿有时会目不转睛地盯着父母或哥哥、姐姐的行动，自己也想做同样的事情。例如，5个月大的婴儿在汽车的副驾驶座上坐了几次后，就想模仿爸爸自己用左手握住方向盘驾驶，不久后还会模仿用右手来操作排档杆。看到妈妈打电话后，也学着母亲的样子去握一握话筒、按几下电话按键。

这种动作称为模仿。6个月大的婴儿，以父母或哥哥、姐姐的行动为榜样的倾向相当强烈，有时还会模仿着令父母为难的坏习惯。或者模仿使用哥哥、姐姐的东西。这时大人多半都会制止，但是，只要不危险，最好顺其自然，让他自由发展。

希望与父母和哥哥、姐姐一视同仁而进行模仿的心情，是以后智力发展和语言发育的原动力。所以，大人要注意不要伤害孩子学习的心情，而应给予充分的重视和鼓励。

如果的确有危险性，则可为孩子购买能够进行相同操作的玩具。最近婴儿玩具出现了很多原创性高又安全的产品。总之，以不损及婴儿"想做"的心情是最为重要的。

智力的发育

1.零岁儿运用感觉和运动，一边与周遭人事物接触，一边扩展内心世界，大人应为孩子提供各种体验的机会。

2.从单纯盯着眼前会动的事物，发展到能用手抓的游戏相当重要。请为孩子提供与其运动能力相应的玩具。

3.快乐的感情将成为婴儿吸收新事物时的能量。留意婴儿的眼睛为什么有时候会放出异彩，并与婴儿一起感动，将会增强婴儿的学习意愿。

4.适时对婴儿做出应答，保持一贯性的态度，有助于零岁儿理解周围的世界。

5.注意家人昼夜生活节奏的安定性，及充分照顾婴儿的心情和情绪。

让宝宝愉快玩耍

被母亲抱到户外感受阳光、用肌肤感受风、看被风吹得摇晃的树叶、听汽车的声音、见到附近的阿姨等，这些体验都会成为婴儿知识的来源。婴儿与人和事物愉快地游戏，有助于智力的发育。

让婴儿长时间地体会到乐趣是很重要的。握一握、拍一拍、摇一摇、敲一敲，主动地与玩具接触，并从中有所体会，比单纯地看电动玩具移动或由别人操纵玩具更能对事物拥有深刻的体验，而且也更快乐，能持续较长的时间。

"快乐"这种心情舒畅的感觉，对于婴儿来说是对自己行为的回应，也是引发想试一试的心情的原动力。婴儿会一边寻求这种快乐，与人事物接触，一边持续这种游戏。

要长久持续快乐地游戏，陪伴婴儿游戏者的态度很重要。玩着玩具的婴儿咯咯地笑出声来，一起玩的妈妈也高兴地笑了。母亲或保育者与婴儿一起感动，能够使婴儿玩得更为尽兴。

模仿

模仿父母、照顾者或周遭人的行为，不仅对零岁儿，对各个年龄的小孩都是非常重要的。模仿的行为在出生不满一个月的新生儿中也能看到，被人抱起托着头，与对方的脸相对时，婴儿就会紧盯着对方的脸，模仿嘴和舌头的动作，一会儿张开嘴、一会儿又合拢；或者伸出舌头等，而且还能看到婴儿模仿大人惊讶、高兴、悲伤等表情。

婴儿天生就具有模仿的能力，能够模仿他人的动作和表情。但这个时期开始的模仿并非有意识的，而是回应对方的一种同步调行为与共鸣，也可说是反射模仿，其特征是婴儿能够模仿的动作仅限于已经掌握并已完全习惯的动作。因此，父母若想让婴儿进行模仿，有效的方法是先示范婴儿自身已习惯的动作。婴儿快到八个月时，会开始从反射性模仿变化到有意识的模仿，甚至，已经能够模仿自己不熟悉的动作了。

Part 5
聪明宝宝养育小秘笈

对大多数的新手爸妈而言，宝宝刚出生的第1个月，是最常感到手足无措的适应期，回到家里后，面对宝宝只会用哭声表达身体不适的突发状况，多少还是会感到不安。以下将针对爸妈担心的育儿照护问题，进行详细说明与解答。

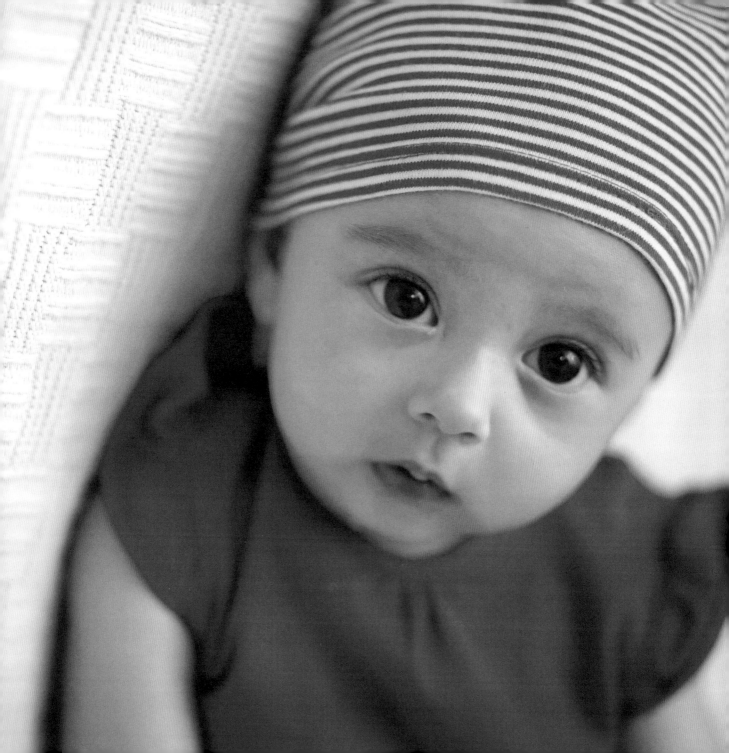

哺乳及离乳食物的相关问题

爸妈在欢喜迎接新生儿出生的同时，还有一些哺乳、喂养的问题应该怎么解决呢？赶快来看看！

Question 01　喂养母乳时，应该对哪些食品和药物忌口呢？如果妈妈正处在哺乳期，多吃什么食物对宝宝有好处呢？

如果产妇在哺乳期间吃包菜、甘蓝、萝卜，宝宝会腹部胀气，他们会因疼痛而哭闹。如果产妇吃过多的甜瓜、桃子、柑橘、杏、李，喂奶后会导致宝宝腹泻或腹痛。如果吃乳酪、优酪乳、冰激凌等乳品后喂奶，宝宝可能会出现过敏反应，严重的还会产生腹痛。这时，如果产妇在2周内忌食乳制品，宝宝的症状会好转。此外，咖啡、绿茶、红茶、巧克力、可可豆等食品都含有咖啡因，如果大量摄取这些食物，咖啡因会通过母乳聚集在宝宝体内，因此这些食物要适量摄取。吃过蒜头、洋葱4~6小时后，母乳中将会散发蒜头和洋葱的独特气味，，影响母乳的口味，宝宝有可能拒绝吃奶。另外，若妈妈酗酒后喂奶也会对宝宝产生不良影响，而且，香烟带来的后果又比酒严重，哺乳期间要谨慎。若需要用药，则必须向医生说明自己正处在哺乳期，避免用药失当。

产褥期食欲旺盛，这时需要大量补充母亲分娩时由于出血而流失的、同时也是胎儿发育所必需的铁质和蛋白质。为了促进体内生成充足的优质母乳，妈妈应该多吃优质高蛋白食物，还应补充大量维生素和无机物，另外，母乳的88%都是水分，因此妈妈应该多喝水。含有大量水分和蛋白质的牛奶是哺乳期非常适宜的食品，为了使乳汁分泌顺畅，一日三餐的饭量和营养都要匀衡。

Question 02　宝宝自出生后总是不分昼夜地要吃奶，而且哭闹不止，夜里也可以喂奶吗？妈妈奶水不足，想给宝宝喂牛奶，但宝宝不愿意喝怎么办？鲜牛奶可以替代奶粉喂养宝宝吗？在营养上可行吗？

宝宝出生后2周之内，只要宝宝哭闹要奶吃，那么不分白天、晚上都应喂奶。不过，如果一直持续下去，宝宝就会养成夜晚不睡觉的习惯，这对宝宝的睡眠和妈妈的健康都不利。因此，从第3周开始，最好要逐渐减少夜间喂奶的次数。

刚出生的宝宝对味道和气味非常敏感，一般来说不喜欢酸味和苦味，喜欢甜甜的味道，所以甜牛奶一般都很宝宝喜欢。不过，宝宝讨厌牛奶主要是因为在吃母乳时习惯了妈妈的气味，为了让宝宝感觉到妈妈的气味，喂牛奶时需要采取像喂母乳时一样的姿势。牛奶对小牛犊来说是最佳的食品，但并未含有宝宝所需的全部营养元素，比起母乳和奶粉，牛奶里面含有大量的盐和蛋白质，这会给宝宝造成消化上的压力。另外，牛奶里面铁质不足，还会引起宝宝肠出血，因此，在12个月以前，最好将奶粉用作辅助食品较佳。

Question 03　给宝宝喂养母乳，喂奶时间的间隔以多久为宜？喂养母乳乳房会严重下垂吗？妈妈在喂奶期间服用过便秘药，对宝宝会造成影响吗？喂奶期间，妈妈可以喝咖啡吗？宝宝发育不全或者生下双胞胎的妈妈应该放弃母乳喂养吗？妈妈若是上班族，想给宝宝喂母乳，怎么才能办到呢？能以蜂蜜水代替饮用水喂给宝宝喝吗？宝宝6个月可以使用杯子喝水吗？

喂养母乳时，对于应该什么时候喂奶，需要喂食多少，并没有如数学公式一样的标准答案。刚开始喂养的几个星期内，喂奶量和喂养次数、频率依随宝宝的意愿；到产后6个星期时，可先尝试每隔2个小时喂一次，其后慢慢减少次数。但是最初的几周内，在决定适合宝宝和妈妈双方的次数和数量之前，应顺应宝宝的意愿，只要母乳充足，可以随时喂奶。大部分女性在分娩后腹部和胸部都会下垂，这是由于激素的变化导致乳房的弹性明显下降，和母乳喂养没有关系。如果非常担心这种情况，可以在喂奶后，戴上适合乳房大小的功能性内衣，可以达到一定的矫正效果。

母乳喂养期间吃的食物和药物会经由乳汁传递给宝宝！因此，妈妈在喂奶期间尽量不要食用会引起过敏的食物、不洁食品以及刺激性强的食物。尤其是药物，在开处方之前，一定要向医生说明自己正在哺乳，确认该药对宝宝无害以后才可以服用。适量饮用咖啡对宝宝的影响不大，不过喂奶期间最好舍弃这种嗜好，如果喝咖啡以后，宝宝哭闹得厉害，并且睡觉时经常醒，就应尽可能地减少咖啡的饮用量。

越是发育不全的宝宝，越需要给宝宝喂营养丰富的母乳，提高孩子的免疫力。而生双胞胎的情况下，因为在怀孕期间已经生成了充足的母乳，同样可以进行母乳喂养。母乳在常温下可保管2个小时，冷冻状态下2个月之内不会变质，使用商店里销售的可携式挤乳器，先将乳汁挤出来，然后带回家中喂给宝宝即可。

蜂蜜对大人有好处，但对刚出生的宝宝却非常不利！蜂蜜含有能诱发梭状肉毒芽孢杆菌（clostridiumbotulinum）的成分，这种成分对成人没有害处，但在宝宝喝蜂蜜时，却会引起肉毒杆菌食物中毒。这种肉毒杆菌食物中毒是伴随便秘一同出现的疾病，它会引发宝宝吸奶困难、食欲下降、浑身无力等症状。这种中毒症很少见，但它却可能导致肺炎、脱水症等严重疾病，对宝宝百害而无一利。

在宝宝6个月时，让他使用杯子的最大目的是让宝宝认识到除了妈妈的乳头和汤匙之外，还可以通过其他手段获得好吃的食物。但是，宝宝认为奶总是从乳头流出，这种理所当然的事情被改变之后，有可能造成宝宝认知上的混乱。因此，一开始可以在杯子里放少量的水或者果汁，等宝宝熟悉了这种方式后再倒进牛奶。

Question 04 想为宝宝换一种奶粉，妈妈应该怎么做？听说宝宝喝牛奶的次数过多，容易导致肥胖，这是事实吗？每当宝宝腹泻时，就应该放弃一般奶粉而选择防泻配方奶粉吗？喂奶粉泡的牛奶时，宝宝经常呕吐，这是为什么？给宝宝喂过奶粉之后，让宝宝打嗝时，牛奶就从嘴里流出来，这算是呕吐的现象吗？

突然换奶粉可能对宝宝的胃和肠道造成刺激，可以在开始时与现在食用的奶粉混合喂养，给宝宝的消化器官一定的适应时间。旧奶粉和新奶粉的混合比例起初为7∶3，慢慢变为5∶5，再降为3∶7，这样循序渐进地调整，宝宝自然会接受。虽然吃得太多可能导致宝宝肥胖，但这也不是绝对的，有的和宝宝肥胖构不成关系，纯粹只是宝宝的生理需求量大。当宝宝哭闹着要再喝奶时，妈妈因不愿超过定量而坚决不给反而不利，如果牛奶的量稍微减少，宝宝就哭闹、无法入睡，那么你的宝宝在生理上对牛奶的需求量就有可能比别的宝宝大。

另一种情况，若宝宝腹泻的程度不是很严重，妈妈就不必改用防泻配方奶粉，不过要喂一些口服溶液以防脱水。防泻奶粉对排便有好处，原因是防泻奶粉里不含乳糖。如果宝宝不愿意吃防泻奶粉，那么即使一直喂一般奶粉，由腹泻所引起的肠胃炎也能慢慢痊愈。流出少量的奶被称为"吐奶"，这种"吐奶"是因为食道的压力降低而产生的逆流现象，周岁以内的宝宝吐奶是自然现象，爸妈不必过于担忧。

Question 05 市面上出售的宝宝点心和果汁在什么时候让宝宝吃较好呢？什么时候可以喂宝宝汉堡和鱼、肉片这样的速食食品呢？从什么时候开始可以给宝宝喂米饭呢？什么时候开始可以给宝宝吃蛋黄呢？什么时候停止使用玩具奶嘴比较好呢？

早些吃也没问题。宝宝果汁可以在宝宝出生3～4个月以后喂，宝宝点心可在给宝宝喂离乳食物之后开始，即从出生6个月时开始喂。其他的一般点心和饮料暂时不能喂。不过，宝宝专用食品在制造时就考虑到了与宝宝月龄相当的身体状态，因此早点喂也没有关系，但是要谨记，千万不要喂食太多！无论年龄如何，食用速食对人体都没有多大的好处，尤其是商场里卖的汉堡或炸鸡，调味料放得较多，会使宝宝失去胃口。而且，速食都是高热量食品，一旦宝宝喜欢上就很容易导致肥胖，因此尽量不要给宝宝吃此类食品，即使喂，也要等到满3岁以后。

刚开始做离乳食物时，可以按米和水1：1的比例做成米汤，喂给宝宝，随后慢慢换成饭粒形式。出生6个月以后喂粥，到出生12个月以后可少量进食成人吃的干米饭。鸡蛋可以从出生6个月以后，即离乳中期开始喂给宝宝吃，需要注意的是，应该先喂不易引起过敏的蛋黄，蛋清在出生12个月之后才能喂。喂蛋黄困难时，可以将鸡蛋完全煮熟，然后将蛋黄捣碎，这样宝宝可能会愿意吃。

停止使用玩具奶嘴没有特定的时间限定，最好从宝宝的吮吸反射减弱，或宝宝出生后6～7个月开始，这时宝宝的吮吸要求得到了一定的满足。过早停止，宝宝会吮吸手指，长此以往就可能养成不良的习惯。在宝宝自然离乳的6月之前停止使用也可以，不要过于强制。当然，千万不可让宝宝通宵含着奶嘴睡觉。

宝宝的教养相关问题

关于宝宝的教养过程，爸妈心中常会产生许多疑问，针对这些疑惑，本单元将进行详细而深刻地探讨。

Question 01 爸妈常会因为关心，对宝宝造成过度干涉或放纵，此时应该如何面对？

在养育子女的过程中若过分保护或者过分干涉小宝宝的成长，会造成宝宝有神经质的倾向，成为依赖性强的孩子；另一方面，如果过分放纵宝宝，就会造成其智力的发育迟缓，成为骄纵任性的孩子，大多数的父母都常深陷这样的矛盾中而困惑不已。这两种方式并没有绝对的正确或错误，如前文所述，婴儿与父母分享喜悦、互相感动的体验越丰富就越能够健康地发育。

孩子并不需要24小时全天候地照顾。过分放纵或者将婴儿当成大人的玩具来逗玩，这样会宠坏孩子。在宝宝6个月大时，不妨试着让他一个人独处。独处时，幼儿会进行自我独特的探索，协调全身的感觉让身体和智力得到发育。

不过也不要因为幼儿不哭闹就放手不管，这样孩子的身体和智力无法得到完全发育，也不可能成为人见人爱的孩子。总之，育儿的过程并没有什么特别的理论主张可作为依据，或是非要怎样不可，顺其自然就是最好的方式。

以往，父母总认为婴儿只是被动地反应，还不能通过语言来表达之前，简直是毫无能力可言。但研究显示，婴儿绝非被动的个体，反而具备许多父母想像以外的能力，例如，婴儿面对父母的微笑会回以笑脸，父母会因此而产生悸动："啊！这孩子懂我的意思！"使用"哭""笑""盯着看""模仿"等等丰富的应答能力来回应父母，幼儿也非常有成就感，这种能力就称为"感受性"。

巧妙引导婴儿的应答能力，对这个时期婴儿能力的发育有很大的影响。要引导出婴儿的应答能力，关键在于如何建立起相互沟通的关系，例如，在玩躲猫猫时，父母适时掌握幼儿的情绪，加以引导，能进一步提高其应答情绪。通过深刻地理解婴儿的这种应答能力，父母便能逐渐对育儿产生自信心。

Question 02　应该如何进行宝宝的生活习惯教育?

不仅生活习惯,只要一提到习惯的养成、教养等,就认定是必须遵守的规矩而且随时都要坚持。其实最重要的是保持好心情,例如,每天早晨醒来时,母亲都带着温柔的笑脸问候一声"早安",婴儿就会显得非常开心。母亲面对心情愉快的婴儿,也带着愉快的心情说:"醒来了!好孩子、好孩子!"在重复这句话的过程中,婴儿听到别人说"早安",自己也会有想要回以"早安"的心情。如果周围的人都不做的事情却规定孩子做,就太过勉强了。

教养应该在不经意中培养,也就是不刻意要求小孩必须学会什么,而是通过大人日常的行为来影响小孩,也就是所谓的身教。在婴儿零岁时曾向孩子问候早安的父母,通常越到后来次数就会渐渐减少。如果父母在生活中能做到持之以恒地、愉快地与家人相互问候,那么,即使没有刻意要求孩子问候,孩子也会在不知不觉中养成这种好习惯。

吃饭时也一样,随着"开动了"这句话而开始进食,孩子也会受到影响,学大人将食物放到口中咀嚼,并记得在吃饭前说"开动了",这些都是孩子养成生活习惯的基础。

入浴后,母亲一边对婴儿说:"洗完澡是不是很舒服呀!口渴了吧?"一边用汤匙喂开水,一边说:"好舒服吧!"婴儿在体会到愉悦的同时,自然而然就会表示出相应的反应。

生活习惯的基础是建立在给婴儿一个好榜样,并以愉快的心情带动婴儿的情绪之上。所以,不要急切地强迫婴儿做什么,应将重点放在怎样让宝宝的生活有规律。也就是说,仔细观察宝宝的反应,用心去照顾,就是帮助婴儿建立良好生活习惯的捷径。

在照顾小宝宝时,如果有任何困扰或不安可多向附近有经验的母亲、卫生所的护士等,特别是曾照顾过自己孩子的人咨询。即使没有办法立刻改善,至少也能减少不安的情绪,或者激发出更好的方法。

宝宝看到陌生人老是会啼哭，应该怎么改善这种情况？

"喜欢被熟悉的人抱"表明了婴儿不仅对母亲（生活照料者）感兴趣，而且对身边的其他大人都有兴趣交流。婴儿扩展人际关系最适合在以母亲为中心的亲密团体，也就是家人之间的聚会。白天见不到，但是晚上就能和自己玩的父亲，母亲家务忙时守在自己身边的祖母，以及经常来串门的邻居阿姨等，婴儿都能安心地让他们抱。父亲有力的手腕和祖母抱自己的方式与母亲有所不同，婴儿在与各个不同的人接触中会体会到不同的感觉。

但是，"看到不常接触的人，表情会变得僵硬"这种情况在9个月大的婴儿中超过了80％，也就是俗话说的怕生。婴儿在6个月之前，任何人逗自己都会报以笑脸；但到了7~8个月，被不认识的人逗就会露出不安的表情，有时还会哭。我们将怕生称为"8个月大的不安"就是源自这个原因。

因为婴儿已能识别熟悉和不熟悉的人，也就是能清楚记住身边亲近的人，因此怕生是智力顺利发展的表现，不怕生反而才是问题。也许，试着想一想，婴儿是否与特定的亲人建立起了紧密的联系也是相当重要的。

婴儿之所以感到不安，也许正是对眼前的事物感兴趣。由于感兴趣的对象增多，生活和人际关系也在不断扩展。躺在母亲怀中被附近的人逗弄，或者在附近的公园看着小朋友们玩，对婴儿来说都是很好的经验。

看到来到家里的访客，刚开始会表现得神色不安，但看到母亲热情地待客后，宝宝的表情就会变得轻松起来。也许是婴儿已做出判断：这个人可以放心。只不过有时被客人突然抱起时会吓得大哭。过了这个时期，即使接触到不认识的人和陌生的场所，他们也比较不会感到恐惧了。

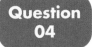

怎么建立宝宝游戏的模式？

对孩子来说，游戏就是生活的重心，特别是零岁儿的游戏，与身心发育有着密切的关联。在出生后2~3个月以前，是还不能称为游戏的原始阶段。婴儿盯着床上方的音乐摇铃；仔细听着大人摇动的声音，时而高兴地舔舔手，由此进入感官的接触。这种对视觉、听觉的刺激和利用手和口部感官的触觉，随着4~5个月时伸出手的行动、手部运动功能的发育，和眼、耳、手的变动协调，宝宝的活动就会趋向活跃。

从仰卧开始。婴儿的腹部爬行-坐-爬行运动等姿势的变化和运动性的发育，也和游戏的内容有关。视野的扩展，将扩大游戏的范围，婴儿会被新鲜的事物所吸引，抓、拍、扔、摇等，动用各种感觉，运用手的同时也和各种东西接触。

这就是被大人认为"淘气"的"探索行动"，是孩子发育中不可缺少的行为。随着手部运动功能的发育、发展与外界的接触，反复尝试，形成理解事物性质的智力运动。皮亚杰认为，零岁到两岁左右是"感觉运动式的智能阶段"，这个时期不是通过语言来理解，而是通过与事物具体的接触、操作得到认知。身体姿势的变化和运动性的发展，正如3个月左右颈部变得挺直到逐渐能支撑起上半身等，是从上到下直至全身进行的发育。从5~6个月可以翻身、腹部爬行到坐，能随心所欲转动自己的身体，8~9个月时，还会朝着某特定目标爬行，然后逐渐开始支撑站立、支撑行走，到了一岁左右则会独立走，这些发育都和"活动身体的游戏"有关。

向玩具爬过去，以及试着移动身体，到达目标后又向下一个目标移动等，都是游戏。在游戏的过程中，全身运动功能的发育得到促进，甚至全身的运动也都变得灵活，幼儿借着游戏提升了身体的功能。手部运动也一样，探索性地一边与事物接触，一边游戏，带动了眼、耳、手的协调以及手部运动功能的发育，从"抓"发展到"捏"等细小的指尖操作。

在这种游戏中，婴儿必定会与大人接触。在零岁儿的初期，是被动地任由大人让自己高兴，从满足感发展到游戏的欲望，然后逐渐发展到能主动与事物进行接触的游戏，但大人的存在还是相当重要的。

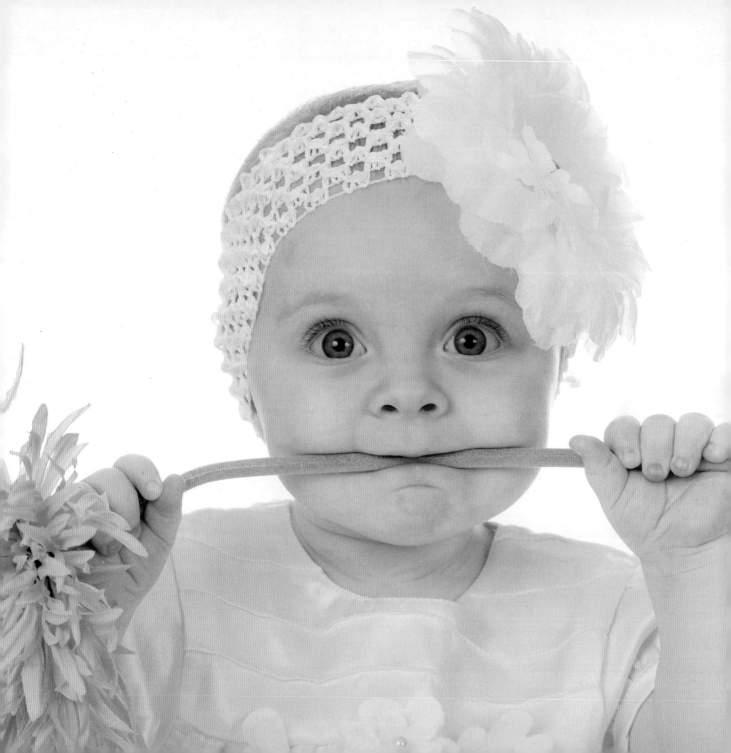